좋은 물과 건강

우리 몸을 지키는 좋은 물과 건강생활

좋은 물과 건강

임찬수

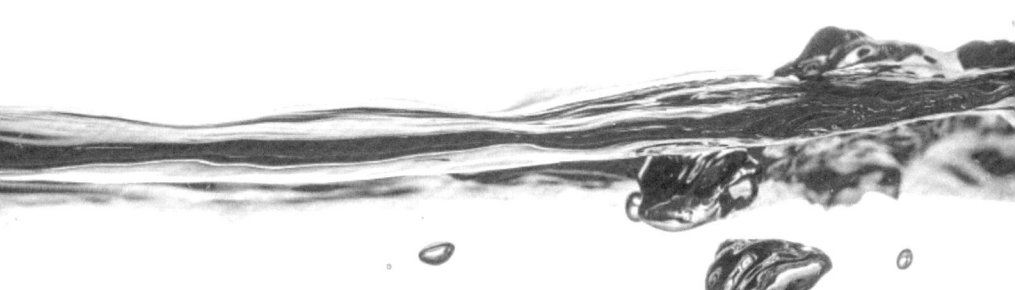

인체건강은 세포건강이 결정한다
과연 세포는 어떤 물을 원할까?

개정판을 내면서

우리가 마시는 물에는 독성 화합물, 중금속, 병원성 미생물 등이 혼입되어 있어서는 안 되고, 반면 우리 몸에서 중요한 역할을 담당하는 필수 미네랄은 반드시 함유되어 있어야 한다. 그런데 이 사실에 주목하는 사람들은 그리 많은 것 같지 않다. 오히려 '좋은' 물의 기준을 알아보거나 설명 듣는 것조차 귀찮게 여기는 것 같다.

그래서 독자들에게 마시는 물에 포함된 미네랄의 중요성, 물에 혼입된 오염물질들의 건강 위협, 그리고 장기적인 수분섭취 부족으로 야기되는 건강 문제 등을 알리고 좋은 물을 선택하는 것이 얼마나 중요한지를 일깨우기 위해 몇 장을 추가하여 개정판을 출간하게 되었다.

3장 '마시는 물과 미네랄'에서는 인체 건강에서 대량 미네랄과 미량 미네랄의 중요성에 관해서 설명하고, 필수 미네랄이 결핍된 물을 장기간 음용했을 때 발생할 수 있는 건강상 문제점들을 다루었다. 예를 들면, 식수에 혼입된 우라늄과 카드뮴은 신장 기능을 방해할 수 있다. 하지만 적당량의 길항물질, 즉 칼슘과 마그네슘이 함께 함유되어 있다면 이들의 독성 효과는 감소될 수 있다. 왜냐하면 칼슘과 마그네슘은 납, 카드뮴, 우라늄의 인체 내 흡수를 막아주기 때문이다. 다시 말해서, 마시는 물에 납, 카드뮴, 우라늄이 혼입되어 있는 경우, 마시는 물에 칼슘과 마그네슘은 반드시 필요하므로 역삼투압 같은 수처리 방식으로 제거되어서는 안 된다.

그리고 물에 혼입된 독성 화합물과 병원성 미생물들이 우리 건강에 심각한 위협으로 작용할 수 있음을 알리기 위해 4장 '오염된 물과 질병'을 추가하였다. 오염원을 3가지, 즉 병원성 미생물, 유기오염물, 무기오염물로 구분하여 보다 구체적으로 살펴보려고 노력했다. 독성 화합물이 제대로 여과되지 못하고 병원성 미생물들을 철저히 살균하지 못하면 급성 감염성 질환에서부터 암을 포함한 만성질환에 이르기까지 다양한 질병을 일으킬 수 있다.

5장 '수분섭취 부족과 질병'에서는 만성탈수로 인해 당신과 당신의 소중한 가족들이 겪을 수 있는 다양한 질병들을 보다 구체적으로 다루었다. 특히 탈수 정도를 스스로 평가할 수 있는 객관적 기준을 제시하였고, 탈수 위험이 높은 사람과 탈수 위험을 증가시키는 요인들도 함께 나열하였다. 바라건대, 탈수가 다양한 질병과 기존 질병의 악화 요인으로 작용할 수 있다는 사실을 깨닫기를 기대해본다.

끝으로, 4장 '오염된 물과 질병'에서 마시는 물에 혼입된 '유기오염물들의 종류와 건강 위협'에 대해 소중한 원고를 써주신 대자인병원 산업의학과 유상곤 소장님, 부족한 책이지만 동료로서 이 책을 추천해주신 장진근 박사님, 그리고 아낌없는 격려와 성원을 해주신 진료원장 이순주 박사님께도 감사드린다. 또한 이 책의 출판에 도움을 주신 밥북 주계수 대표와 편집자 여러분께도 진심으로 감사를 전한다.

차례

개정판을 내면서·4

프롤로그·8

1장 물은 생명이다 · · · · · · · · · · · · · 13

2장 물의 다양한 기능 · · · · · · · · · · · 25

3장 마시는 물과 미네랄 · · · · · · · · · · 41

4장 오염된 물과 질병 · · · · · · · · · · · 59

5장 수분섭취 부족과 질병 · · · · · · · · · 87

6장 수분섭취방법은? · · · · · · · · · · · 111

7장 어떤 물을 마셔야 할까? · · · · · · · · 123

8장 수돗물, 생수, 정수기 · · · · · · · · · 129

맺음말·157

부록·160

참고문헌·167

프롤로그

  5년 전, 나는 대부분의 시간을 진료실과 수술실에서 보냈다. 수술 스케줄이 많은 날이면 저녁 늦은 시간에 하루 한 끼 먹는 것에 만족해야 했다. 늦은 저녁에 식사와 함께 마시는 술은 하루의 긴장과 피로를 달래 주었다. 운동이라고는 휴식시간에 담배를 피우기 위해 흡연 장소를 찾느라 걷는 것이 고작이었다. 일을 마치고 집으로 돌아갈 때 두툼한 현금다발은 그나마 마음의 위안을 주었지만, 혈액 속의 알코올과 만성피로는 몸을 지탱하는 것조차 힘들게 만들었다.

  오전 9시 기상 알람이 시끄럽게 울어대지만 이미 몸은 중력과 대기압을 이겨내기에는 역부족이다. 그리고 전날 늦은 밤에 마신 술로 몸은 더욱 무겁다. 수년 전부터 생긴 두통과 어깨 통증은 양치질조차 힘겹게 한다. 오늘은 출근하지 않고 쉬고 싶다는 생각이 간절하다. 하지만 예약된 수술 때문에 불가능하다는 사실을 이내 알아차리고 일상으로 돌아온다. 거의 매일 이런 생활이 반복된다.

  여러분들에게 부끄러운 지난 일을 한 가지 소개하겠다. 한때 주위로부터 담배를 끊어보라는 충고를 들은 적이 있었다. 그럴 때면 나는 항상 궤변을 늘어놓았다. "우리 집안은 뇌혈관질환의 가족력이 있어! 담배를 피워서 폐암에 걸려 사망할 가능성보다는 그 전에 뇌혈관질환으로 사망할 가능성이 더 높아!"라고 말이다. 지금 생각하면 의사로서 너무나도 무지하고 부적절한 답변이다.

그럴 무렵 한 권의 책을 소개받고 '질병을 치료하는 것'보다는 '최적 건강에 이르는 것'에 호기심을 갖게 되었다. Duke Johnson은 그의 저서를 통해서 유전자형(genotype)과 표현형(phenotype)의 차이점을 차근차근 정확히 알려주었고, 무엇을 어떻게 해야 하는지에 대해서도 꼼꼼히 알려주었다. 그리고 단 한 사람이라도 그의 충고를 받아들이기를 간절히 원했다. 그리고 Duke 박사는 거침없이 "It's you!"라고 말하면서, 그 사람이 바로 '내'가 되길 원했다.

최적 건강을 향한 도전을 미뤄야 할 핑계거리를 찾을 수가 없었다. 우선 두 달 후에 있을 10km 단축 마라톤을 참가하기 위해 친구와 이른 아침마다 조깅을 시작했다. 아침 찬 공기는 담배로 약해진 호흡기를 더욱 건조하게 만들어 심한 기침을 유발시켰다. 무엇보다 담배를 끊는 것이 중요해 보였다. 망설임 없이 금연을 결심하고 실천했다. 평소 거르던 아침 식사도 하게 되었는데, 운동을 하고 난 후라 맛도 좋았다. 지금은 건강기능식품회사에서 나오는 대체식으로 아침 식사를 한다. 물 마시는 습관도 바꿨다. Duke 박사가 충고하는 모든 것을 다 할 수는 없었지만, 가능한 충고를 따르려고 노력했다. 틈틈이 시간이 날 때마다 책도 읽었다. 지금 생각해보면 신체적 건강이 책을 가까이하게 만든 것 같다.

그러는 동안 나에게는 많은 변화가 찾아왔다. 식사 후에 이쑤시개를 사용하던 모습은 더 이상 찾아볼 수 없게 되었고, 늦가을 접어들면 항상 찾아오던 얼굴과 팔다리의 각질과 건조한 피부는 떠나간 지 오래다. 어깨통증과 만성두통을 겪었던 기억조차 나질 않는다. 그리고 우울, 초조, 불안, 두려움은 이제 그 흔적만 찾아볼 수 있을 정도다. 약물의 도움은 전혀 없었다.

최적 건강에서 가장 중요한 것 하나를 꼽으라면 나는 단연코 '물'이라고 생각한다. 우리 몸의 60%가 물이기 때문이다. 다시 말해 전체 중에서 60%만큼 중요하다는 의미다. 이러한 사실을 알리기 위해 책을 쓰게 되었다. '좋은 물'을 마시는 습관만 제대로 바꿔도 얼마나 건강해질 수 있는지 부디 실천해 보길 바란다.

· 1장 ·

물은 생명이다

"물은 생명의 허브(Hub)다.…생명은 입자와 함께 추는 물의 춤이다."
—알버트 스젠트–교르기(Albert Szent–Gyorgyi, 노벨 생리학상 수상)

천문학자가 새로운 행성을 발견하면 첫 번째로 그 행성에 물이 존재하는지를 찾는다. 왜냐하면 물은 지구에서처럼 생명현상을 가능하도록 해주기 때문이다. 우리가 알고 있는 모든 생명체는 물이 존재하는 환경에서 살고 있을 뿐만 아니라 생명체 또한 대부분 물로 구성되어 있다. 물은 지구상에서 생존하는 모든 생명체의 생물학적 영양배지이고, 또한 생명체가 살고 있는 다른 행성에서도 마찬가지일 것이다.

　하지만 물은 지구 표면의 3/4을 덮고 있을 정도로 어디에나 존재하고 우리 주변에서 너무나 쉽게 볼 수 있는 물질이어서 아주 특별한 성질을 가진 예외적인 물질이라는 사실은 흔히 간과된다.

　지구에서 대부분의 물은 액체 상태로 존재하지만 얼음이나 수증기 같은 고체와 기체 상태로 존재하기도 한다. 물은 자연계에서 물질의 세 가지 상태, 즉 고체, 액체, 기체로 존재할 수 있는 유일한 물질이다. 일반적으로 고체는 액체에 비해 무겁기 때문에 액체에 가라앉는다. 하지만 물은 예외적으로 고체 상태의 물이 액체 상태의 물 위에

떠 있을 수 있다. 대부분 물로 뒤덮인 지구가 생명체가 사는데 적합한 환경이 되는 한 가지 이유다.

그렇다면 도처에 있는 모든 물을 인간이 이용할 수 있을까? 지구의 표면은 70% 정도가 물로 덮여 있다. 하지만 지구 표면을 덮고 있는 전체 물의 97%는 바닷물이고 염분이 많아 식수로 사용할 수는 없다. 나머지 3%를 차지하는 민물도 2% 정도는 남극이나 북극 지역의 빙하 또는 고산지대의 만년설 형태로, 0.7%는 지하수로, 그리고 나머지 대부분은 늪지, 수증기 등의 형태로 존재한다. 이들을 제외하고 우리가 사용할 수 있는 하천이나 호수에 존재하는 물은 고작해야 0.0086%에 불과하다. 즉, 우리가 쓸 수 있는 하천이나 호수에 있는 물은 지구 전체 물의 극히 일부다.

하지만 더 심각한 문제는 다양한 원인으로 인해 우리가 마시는 물이 오염되어 있어 우리 건강을 심각하게 위협하고 있다는 점이다. 전 세계 인구 10명 중에서 1명은 아직도 오염된 물을 마시고 있으며, 5세 이하 아동의 사망원인 1위가 '오염된 물음용'으로 인해 발생한다(WHO, 2015). 또한 매년 5백만 명이 오염된 물로 인해 사망하고, 안전한 물 공급만으로도 설사로 인한 사망자 수를 140만 명이나 줄일 수 있다(WHO, 2015).

지난 수십 년간의 노력으로 음용수의 수질은 많이 개선되었다. 하지만 아직도 지구촌의 약 10억 명은 안전한 물 공급을 받지 못한다(MDR report, 2008). 일부 연구자들은 2025년에 이르면 전 세계 인구의 절반 이상이 물 부족에 직면할 것이라는 암울한 통계자료를 내놓고 있다. 또한 2010년 10월 발간된 WHO 보고서에 의하면, 2030년 일부 개발도상국은 물 수요가 물 공급을 50%나 초과할 것이라고 우려한다(Charting our water future, 2010). 그 외에도 산업화로 인해 최근 문제가 되고 있는 신종오염물질로 인한 원수의 오염, 부영양화로 인한 남조류가 분비하는 독성물질, 유기물과 반응하는 잔류염소가 만들어내는 트리할로메탄과 할로아세트산 같은 소독부산물(DBPs), 노후관 문제 및 신관에서 방출되는 비스페놀 A 등 새로운 형태의 위험요인들이 마시는 물의 안전을 가로막고 있으며 우리 건강을 위협하고 있다.

우리 몸의 60%를 차지하는 물

체내 수분함량은 연령과 성별에 따라 차이가 난다. 신생아의 수분함량은 대략 80%이며, 만 1세가 되면 70%, 성인은 약 60%, 그리고 고령자는 45%까지 감소한다(Jones and Bartlett Learning, 2012). 요약하면, 태어날 때 인체 내 80%의 수분량이 사망에 이르기 직전에는 45%로 약 절반 정도 감소한다. 이를 다른 말로 표현하면, 노화란 체내 수분량이 감소하는 것을 말하고, 반대로 체내 수분량 감소는 노화를 가속할 수 있다. 자! 지금부터라도 체내 수분량을 유지시켜 가속화된 노화에서 벗어나 보자.

신생아와 영아의 수분함량이 성인보다 더 높은 이유는 주로 세포 밖의 수분함량('세포외액')이 높기 때문이다. 즉 영아는 청소년과 성인에 비해 세포내('세포내액')의 수분함량이 상대적으로 더 적다. 수분섭취 부족 시 영아는 세포 내 수분결핍 위험이 성인에 비해 훨씬 높다.

생후 1년 동안 인체의 구성성분은 빠르게 변화된다. 수분함량은 감소하고 단백질과 미네랄 함량은 증가한다. 또한 인체의 수분함량은 인체의 조성, 즉 근육과 지방의 비율에 따라 다르다(Dietary Reference Intakes, 2006). 지방조직은 근육조직에 비해 수분함량이 적기 때문에 지방량이 많은 여성은 수분함량이 55% 정도로, 수분함량이 60% 정도인 성인 남성에 비해 낮다(Miller, Thomas A, 2006). 그리고 비만한 사람은 수분함량이 더욱 낮아져 45%까지 감소한다. 왜냐하면 제지방(lean body mass)의 수분함량은 73%에 이르지만, 지방의 수분함량은 단지 10%에 지나지 않기 때문이다(Peronnet et al. 2012). 그러므로 고령자, 여성, 그리고 비만자는 체내 수분 보유량이 적기 때문에 탈수의 위험성이 성인 남성에 비해 더 높다. 또한 신생아와 영아는 체내 수분함량은 높지만 상대적으로 체표면적이 넓고 전체 체액량이 적어서 발열, 구토, 설사로 인해 수분부족에 취약하며 탈수가 발생할 가능성이 높다.

건강한 성인을 기준으로 우리 몸은 물이 60% 차지하고, 그다음으로 단백질 17%, 지질 15%, 미네랄 5%, 핵산 2%, 그리고 마지막으로 탄수화물이 1% 차지한다. 그러면 우리 몸의 약 2/3를 차지하는 물이 어느 곳에 얼마큼의 비율로 존재하는지 알아보자.

우리 몸에서 물은 어떻게 분포되어 있을까?

전체 체액의 2/3는 세포내에 위치한다. 이것을 '세포내액'이라고 부른다. 체중 70kg인 성인에서 전체 체액량은 계산하면 42리터(70kg × 0.6)이고, 세포내액은 28리터(42 × 2/3)가 된다. 세포 내에 전체 체액량의 2/3가 존재하는 이유는 세포 건강 유지에 물이 그만큼 중요하기 때문이다.

세포 내에는 5,000여 가지 이상의 생화학 반응을 촉매하는 효소들이 존재한다. 세포 내 효소들은 손상된 세포 복구, 세포 성장과 분화, 활성산소 중화 및 독성 화합물 해독, 그리고 영양소의 대사 등에 이용된다. 세포가 수분 부족에 노출되면 효소들은 제 기능을 수행할 수 없다. 사람들로 붐적대는 수영장에서 제대로 수영하기 어려운 것과 같은 이치다.

나머지 1/3인 14리터(42 × 1/3)는 세포 밖에 위치한다. 이를 '세포외액'이라고 한다. 세포외액은 세포 사이에 위치하는 '세포간질액', 혈액을 구성하는 '혈장', 그리고 뇌척수액, 안구 내부에 위치한 액, 흉강액,

복강액, 활액 등의 세포횡단액으로 이루어져 있다. 참고로 혈장은 체중의 5%에 해당하는 양이며, 혈액은 체중의 8%에 해당하는 양이다. 체중 70kg인 성인의 혈장량을 계산해 보면 3.5리터이며(70kg × 0.05), 혈액량을 계산해 보면 5.6리터가 된다(70kg × 0.08).

혈장과 세포간질액으로 구성된 세포외액은 양과 조성이 일정하게 유지되어야 한다. 왜냐하면 세포내액은 세포외액의 영향을 받기 때문이다. 세포내액 양의 적절한 유지는 세포가 적절한 기능을 유지하기 위해서는 필수적이다. 한 가지 예를 들면, 영양소가 분해되고 합성되는 과정을 '대사과정'이라고 한다. 이런 대사과정에 관여하는 효소는 물을 필요로 한다. 즉, 영양소가 분해되기 위해서는 물이 첨가되어야만 하고(가수분해반응), 인체가 필요로 하는 새로운 영양소를 합성하기 위해서는 물이 빼내는 과정(탈수축합반응)이 일어나야 한다.

[그림1] 조직과 장기별 수분함량 (Pivarnik and Palmer, 1994)

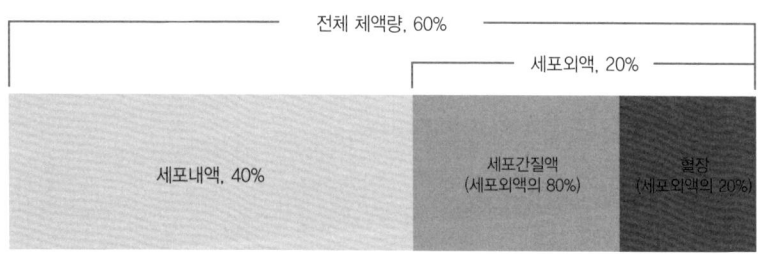

수분섭취량과 소실량의 균형

생명현상을 유지하기 위해 우리 몸은 항상 일정한 수분량을 유지해야 하므로, 정상적인 경우 수분섭취량과 수분 배출량의 비는 일정하다. 수분섭취량이 많으면 배설량이 많아지고 수분섭취량이 적어지면 인체에 필요한 수분을 유지시키기 위해 수분 배출량이 줄어든다.

안정 시 건강한 성인은 평균적으로 하루 2,100cc의 수분(음식과 음료 포함)을 마시고 대사과정에서 200cc의 물이 형성되어 전체적인 수분섭취량은 2,300cc다. 이중 약 1,400cc는 소변으로 배설되고, 약 200cc는 대변으로, 그리고 나머지 700cc는 우리가 인식하지 못하는 형태로 빠져나간다. 이것을 '불감 수분소실'이라고 하며, 불감 수분소실 중 300~400cc는 피부에서 발한을 통해, 나머지 300~400cc는 호흡을 통해 몸 밖으로 빠져 나간다[그림2].

[그림2] 수분섭취량과 수분 배설량은 일정하게 유지된다.

수분섭취량의 증가 시 수분 배설량도 함께 증가한다. 마찬가지로 수분섭취량 감소 시에는 수분 배설량도 감소한다. 그런데 수분섭취량 감소가 장기화되면 수분 배출량을 줄이더라도 인체의 수분 부족 사태는 피하기 어렵다. 이뿐만 아니라 수분 배출량 감소로 체내에서 생성되는 노폐물의 배설에도 문제가 발생한다.

수분 섭취량 = 소변(60%) + 불감소실[호흡(15%) + 피부 증발(15%)] + 대변(10%)

수분섭취량이 줄어들면 수분 균형을 유지하기 위해 우리 몸은 어떻게 반응할까? 수분섭취가 부족해지면 몸 안의 수분량을 유지하기 위해 우리 몸은 수분 배출량을 줄이는 방향으로 작동한다. 먼저 소변량을 줄이고, 대변을 통한 수분량을 줄여 수분을 보호하려고 한다. 그 결과 소변이 농축되어 소변 색깔이 짙은 노란색이나 갈색으로 변하게 될 것이고, 대변은 딱딱해져 배변 활동을 어렵게 만들 것이다. 이후 장기간 수분섭취 감소로 만성탈수가 지속되면 피부를 통한 수분 증발을 줄이기 위해 피부로 가는 혈액량을 줄이게 될 것이다. 이것은 피부를 건조하게 만들고 각질층의 장벽기능을 약화시킬 것이다. 피부의 장벽기능 약화는 다양한 피부질환 발생과 밀접한 관련이 있다. 또한 만성탈수가 심한 경우 인체는 호흡을 통한 불감 수분소실도 줄이는 방향으로 반응할 것이다. 다시 말해 호흡을 통한 불감 수분소실을 줄이기 위해 세기관지를 수축시킬 것이다. 결국 장기간 최소한의 수분공급이 이루어지지 않게 되면, 기관지염, 천식 등의 호흡기 질환으로 이어질 가능성도 있다. 그런데도 사람들은 물 섭취의 중요성을 깨닫지 못하고 있을 뿐만 아니라, 물 부족으로 인한 인체의 다양한 신호를 무시한 채 약물로 신호를 사라지게 하는 데만 열을 올리고 있다.

우리 체중의 60%를 차지하는 물! 우리 몸은 왜 이렇게 많은 물로 이루어져 있을까? 다음 장 '물의 다양한 기능'에서 자세히 알아보자.

2장

물의 다양한 기능

음식물의 '소화'를 '가수분해'라고 하고, 두 개 이상의 분자가 결합하여 새로운 화합물을 합성하는 것을 '탈수축합반응'이라고 한다.
두 가지 반응 모두 물을 필요로 한다.

대다수 사람은 체액보다는 체액에 녹아 있는 비타민, 미네랄, 효소, 그리고 기타 영양소가 훨씬 더 중요하다고 알고 있고 또한 그렇게 배워왔다. 맞다. 비타민, 미네랄, 효소 등은 생명유지에 있어 필수 영양소임이 틀림없다. 하지만 인체 내에서 물이라는 배지 없이는 이들의 고유한 작용은 불가능할 뿐만 아니라 물은 그 자체로서 고유한 작용을 수행한다. 다시 말해, 물은 단순히 어떤 물질을 녹이는 '용매'로서만 작용하는 것이 아니라 이보다 훨씬 다양하고 중요한 역할을 담당한다.

　지금부터 생명유지에 필수적인 물의 6가지 기능, 즉 소화, 흡수, 배설, 운반, 조절, 유지 기능에 대해서 자세히 살펴보자

소화

입이 마를 때 음식을 씹거나 삼키는 것이 얼마나 힘든지 경험해본 적이 있는가? 음식을 소화시키기 위해서는 물의 도움이 절대적으로 필요하다.

소화관에서 일어나는 탄수화물, 지방, 단백질 소화를 화학적으로 '가수분해'라고 하고, 소화에 관여하는 소화효소를 '가수분해 효소'라고 부른다. '가수(加水)분해'란 물을 첨가해서 큰 영양소를 작은 영양소로 분해한다는 뜻이므로, 결국 가수분해 효소가 작용하기 위해서는 물이 반드시 필요하다.

소화 과정은 입안에서 처음 시작된다. 섭취한 음식물은 치아의 도움으로 기계적으로 잘게 부서지고, 침 속에 함유된 효소의 화학적 작용으로 더 잘게 분해된다. 건강한 성인에서 하루 동안 생산되는 침의 양은 약 0.75리터에서 1.5리터 정도다. 잠을 자는 동안에는 거의 분비되지 않는다. 침은 99.5%가 물로 이루어져 있고, 그 속에 아밀라아제 등의 소화효소, 전해질, 항균물질 등이 녹아 있다. 침 속의 소화효소가 음식물을 화학적으로 소화시킬 수 있는 것은 침이 대부분 물로 이루어져 있기 때문이다.

그 외 위장은 하루 최고 2리터의 소화액을 분비하고, 췌장은 하루 2.5리터, 간은 1.5리터의 담즙액을 분비하여 담낭에 저장하여 필요시 십이지장으로 배출하고, 마지막으로 소장도 하루 1.5리터의 소화액을 분비된다. 소화액의 99%는 물로 이루어져 있다.

소화를 위해 하루 동안 분비되는 소화액 양은 대략 9리터에 이른다. 70kg 성인 남성을 기준으로 전체 체액량의 20% 정도를 음식물 소화에 할당하는 셈이다. 물론 분비된 소화액 대부분(8.5L)은 분해된 영양소와 함께 소장에서 재흡수 된다. 일부는 대장에서 영양소의 추가적인 흡수에 이용되고, 나머지 200mL 정도만 대변으로 배설된다.

만약 당신이 장기적인 수분 부족 상태에 놓여 있다면, 당신 몸은 우선적 분배 원칙에 따라 생명유지에 필수적인 곳으로 물을 재분배시킬 것이고, 음식물 소화를 위한 소화액 분비에 필요한 물 공급은 줄이게 될 것이다. 영양소의 소화, 흡수에 문제가 발생하고, 더 나아가 세포와 조직의 손상과 복구에 필요한 영양소 공급 차질은 불가피하게 될 것이다.

흡수

 탄수화물, 지방, 단백질의 최종 분해산물인 포도당, 지방산, 아미노산이 소장에서 흡수되기 위해서도 물이 반드시 필요하다. 소화과정에서 분비된 소화액은 영양소를 소화(분해)하는 데 이용될 뿐만 아니라 소화된 영양소 흡수에도 필요하다. 소화액의 99%는 물이고, 분비된 소화액의 95% 정도는 분해된 영양소와 함께 재흡수 된다. 다시 말해, 분해된 영양소가 물로 이루어진 소화액에 녹아 있기 때문에 영양소 흡수가 가능하다.

 알파-글루코시다제(α-glucosidase)는 소장세포 표면에 위치한 소화효소로서, 이당류를 단당류로 분해한다. 그런데 이당류가 단당류로 분해되기 위해서는 먼저 이당류들이 소장 표면에 있는 알파-글루코시다제와 만나야 한다. 물은 이들의 만남을 도와준다. 소화액의 99%가 물로 이루어져 있기 때문이다.

 장에서 분해된 영양소가 흡수되는 기전을 좀 더 구체적으로 살펴보자. 영양소의 장 흡수는 두 가지 경로, 즉 세포주위 경로(paracellular pathway)와 세포횡단 경로(transcellular pathway)를 통해서 일어난다[그림3]. 세포주위 경로는 세포 사이의 밀착연접을 통과하는 경로를 말하고, 세포횡단 경로는 세포막을 관통하는 경로를 말한다. 밀착연접과 막을 통한 물질의 이동은 물의 도움이 있기에 가능하다.

[그림3]
영양소의 장 흡수는 세포주위 경로와 세포횡단 경로를 통해서 이루어진다.

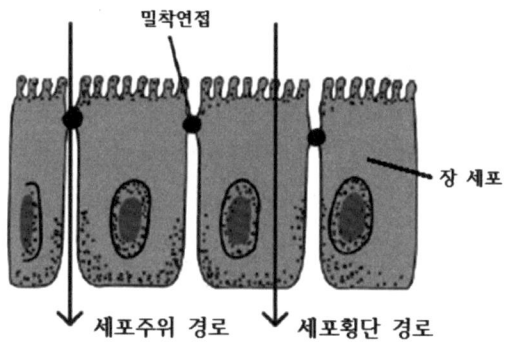

배설

혈액 속에는 영양소 외에 노폐물도 들어 있다. 우리가 먹는 음식, 우리가 숨 쉬는 공기, 그리고 우리가 마시는 물을 통해서 다양한 미생물과 독성물질이 인체 내로 침입한다('외인성 독소'). 또한 인체 내 대사과정을 통해서도 독성 대사산물 및 노폐물이 생성된다('내인성 독소'). 다행히도 간과 콩팥은 이런 독소들이 인체를 손상시키기 전에 중화, 여과시켜 물과 함께 체외로 배출시킨다. 간이 하루 동안 생산하는 담즙 양은 약 1.5L 정도이며, 안정 시 하루 소변량은 평균 1.4L 정도 된다.

콩팥은 하루 동안 180리터의 혈액을 여과한다. 체중 70kg 성인 남성을 기준으로 콩팥은 하루 동안 몸 전체 혈액을 30차례나 걸러 주는 셈이다. 콩팥에서 독성 노폐물을 제거하는 능력은 인체의 수분 보유량과 콩팥 기능에 달려있다. 당연한 얘기지만 인체가 수분 부족 상태에 놓이게 되면 소변량을 줄이기 때문에 독성 노폐물 배출은 어려워진다. 특히 이런 문제는 노인에서 더욱 심한데, 이유는 나이가 들수록 갈증을 느끼지 못해 수분섭취 부족으로 체내 수분 보유량이 현저히 감소되어 있고, 콩팥 기능도 함께 떨어져 있기 때문이다.

당뇨병이나 고혈압 등의 만성질환도 독성 노폐물을 제거하는 콩팥 능력을 떨어뜨린다. 특히 고혈압으로 이뇨제를 복용 중이라면 만성탈수를 일으켜 독성 노폐물 제거를 더 어렵게 만든다. 이외에도 이뇨제는 다량의 칼륨과 마그네슘을 제거하므로 산성 노폐물 중화에도 불리하다.

당신이 산성 식품 위주의 식사를 하는 경우 산성 노폐물 생성이 많아진다(아래 상자 글 '식품의 종류와 체내에서 생성되는 산성 노폐물의 양' 참고). 생성된 산성 노폐물을 중화하기 위해서는 칼륨, 마그네슘, 칼슘 등의 미네랄이 필요하다. 이때 칼륨, 마그네슘, 칼슘이 풍부한 과일과 채소를 적절히 섭취하지 않는다면, 당신의 뼈, 근육, 관절에 저장된 미네랄과 단백질 소모를 늘리게 될 것이다.

식품의 종류와 체내에서 생성되는 산성 노폐물의 양

- 해산물, 돼지 안심, 껍질이 없는 닭 가슴살 & 칠면조 가슴살 같은 살코기는 100g당 9포인트(mEq)의 산성 노폐물 생성.
- 견과류와 통곡은 1회 분량당 7포인트의 산성 노폐물 생성.
- 빵과 콩류는 1회 분량당 4포인트의 산성 노폐물 생성.
- 치즈(코티즈 치즈 제외)는 1회 분량당 20포인트의 산성 노폐물 생성. 또한 치즈는 다량의 염분과 포화지방산으로 채워져 있다.

—James E. Dowd, M.D. "The Vitamin D Cure"

끝으로, 물을 적게 마시면 배출량, 특히 소변 배출량이 가장 많이 줄어든다. 콩팥이 소변 배출량을 줄이는 방식은 소변을 농축시키는 것이다. 농축된 소변은 방광을 자극하고 상행감염으로 인한 방광염이나 신장염 발생 빈도를 높인다. 실제로 체내 수분함량이 낮고 갈증 감각이 둔화로 물을 적게 마시는 노인에서 비뇨계 감염이 더 흔하다.

운반

물은 적정한 혈액량 유지와 원활한 혈액순환을 가능케 하고, 인체 내의 모든 장기와 조직에 필요한 혈액을 공급한다(Ritz P, Berrut G, 2005). 또한 물은 세포, 세포간질, 모세혈관 사이에 물질 교환이 이루어지도록 하는 운반체로 작용하며(Grandjean AC, Campbell SM, 2004), 세포내로 산소와 영양소를 운반하고 세포 밖으로 노폐물을 제거하여 세포의 항상성을 유지시킨다(Häussinger D, 1996).

세포는 혈액공급을 받지 못하면 생존할 수 없다. 세포는 혈액을 통해 산소와 영양소를 공급받아야 하고, 세포에서 생성된 이산화탄소와 대사 노폐물은 혈액으로 내보내야 하기 때문이다. 만성탈수로 인한 혈액량 감소는 생명유지에 필요한 곳에 혈액을 우선해서 공급하고, 반면 우선순위가 낮은 곳으로의 혈액공급은 줄인다. 또한 혈관 내 수분함량이 줄어들면 혈액은 농축된다. 피부나 점막 등과 같이 우선순위가 낮은 곳에 농축된 혈액으로 영양소를 공급하는 것은 매우 어려울 것 같다.

세포 건강은 인체 전체의 건강을 좌우한다. 세포가 손상된 곳을 복구하고 새로운 세포를 재생하는 데 필요한 영양소를 적절히 공급받지 못한다면 세포는 원래의 기능을 유지할 수 없게 된다. 더욱이 손상이 축적되어 더 이상 복구할 수 없는 지경에 이르면 세포는 스스로 생을 마감한다. 이렇게 재생되는 세포보다 소멸되는 세포가 더 많아지는 것을 '노화'라고 한다. 그러므로 만성탈수는 노화를 가속하는 원인으로 작용할 수 있다.

혈액은 면역세포의 운반에도 관여한다. 면역세포들이 필요한 곳으로 이동하기 위해서는 림프와 혈액순환이 중요하다. 예를 들어보자. 만약 당신이 가시에 찔리게 되면, 찔린 부위는 발갛게 되고, 붓고, 열 나고, 통증을 느끼게 될 것이다. 이것은 체내로 침입한 병원성 미생물을 제거하기 위한 인체의 정상적인 면역반응 때문이다. 만약 만성탈수로 혈액량이 감소되면, 이물질이 침입한 곳으로 면역세포의 이동이 지연되고 동시에 병원성 미생물의 침입이 쉬워진다.

조절

　자율신경계란 의식과 상관없이 우리 몸의 기능을 스스로 조절하는 신경계로서 땀 분비 조절 기능도 있다. 무더운 날씨에 심한 운동을 하거나 고열로 인해 체온이 상승할 때, 자율신경계는 땀샘을 통해 땀 분비를 증가시킨다. 분비된 땀이 증발하면서 체온이 내려가 정상 체온을 유지한다. 참고로 인체는 체온 조절을 위해 평균 3백만 개 정도의 땀샘을 가지고 있다. 땀은 대부분 물로 이루어져 있고 나머지 1% 정도는 염분과 지방이다.

　그런데 만성적인 탈수로 인해 체내 수분함량이 감소한 경우 인체는 체온 조절에 어려움을 겪게 된다. 특히 고령자는 체내 수분함량이 젊은 사람보다 훨씬 적고 갈증도 잘 느끼지 않아 체온 조절에 더욱 불리하다. 그래서 노인들은 여름철 열사병 발생이 상대적으로 높다. 이유는 단백질이 온도와 pH 변화에 민감하게 반응하기 때문이다.

　단백질 중에서 3차원 입체 구조를 지닌 단백질을 '효소'라고 한다. 효소는 인체 내에서 다양한 기능, 즉 항산화 작용, 생리 활성 조절, 세포 성장 및 분화, 그리고 영양소의 분해와 합성 등을 수행한다. 만약 일정 온도 이상으로 체온이 상승하거나 감소할 경우, 효소의 3차원 입체 구조가 손상되어 특정 기능 수행에 장애가 생긴다. 항산화 효소의 기능 장애는 대사과정에서 끊임없이 생성되는 활성산소를 제대로 중화시키지 못한다. 활성산소가 특정 유전자를 공격할 경우 암을 일으킬 수도 있다. 또한 세포 성장과 분화에 관여하는 효소가 제대로 작동하지 않는다면, 손상된 세포 혹은 노화된 세포의 복구와 재생이 제대로 이루어지지 않아 '노화' 과정도 가속화될 것이다.

유지

 사람 몸은 약 60조 개의 세포(cell)로 이루어져 있으며, 세포들이 모여 다양한 조직(tissue)을 형성하고, 조직이 모여 기관(organ)을 형성하고, 그리고 기관들이 모여 우리 몸을 형성한다. 중요한 사실은 우리 몸의 60%가 물로 이루어져 있다는 점이다. 성장기에 더 많은 영양소가 필요하듯이, 세포로 구성된 인체의 성장과 발육에 더 많은 물이 필요한 것은 어찌 보면 당연한 일 아닌가?

 물은 세포와 조직이 일정한 형태를 유지할 수 있게 해주고, 심지어 외부 압력이 가해진 후에도 원래 모양을 회복시켜 준다. 척추뼈 사이에 있는 원반 모양의 추간판은 척추에 전달되는 체중을 분산시키는 데 중요한 역할을 한다. 추간판은 수핵과 그 주위를 둘러싸는 섬유륜으로 이루어져 있다. 수핵은 연골세포와 세포외 기질(콜라겐과 프로테오글리칸)로 이루어져 있다. 프로테오글리칸은 강력한 삼투작용을 통해 주위의 물을 끌어와서 추간판에 가해지는 체중 및 외부 압력을 이겨내고 분산시키는 역할을 한다[그림4].

[그림4] 추간판(수질핵과 섬유륜)과 연골성종판의 수분함량

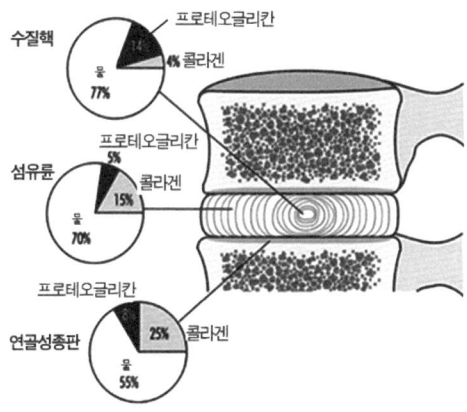

 만성탈수로 수분이 결핍되면 프로테오글리칸이 끌어올 물이 부족해지고 체중을 충분히 분산시킬 수 없게 된다. 또한 연골은 혈관이 없으므로 주위로부터 확산을 통해 산소와 영양공급을 받고, 대사 노폐물을 배설한다. 수분 부족은 이런 확산과정을 통한 영양공급과 노폐물 배출을 감소시켜 연골 세포의 생존을 더욱 어렵게 만든다. 결국 프로테오글리칸 생성 감소로 수핵의 수분함량은 더욱 감소하게 되어 연골의 퇴행성 변화는 가속화되고 이로 인해 요통을 경험하게 될 가능성이 커진다.

 만약 당신이 관절통과 요통으로 고 받고 있다면 충분한 물을 규칙

적으로 마시고 있는지 먼저 점검해봐야 할 것이다. 관절에 문제가 없다면 만성탈수로 인한 관절 장애를 겪기 전에 충분한 수분섭취를 하도록 노력하라.

마시는 물과 미네랄

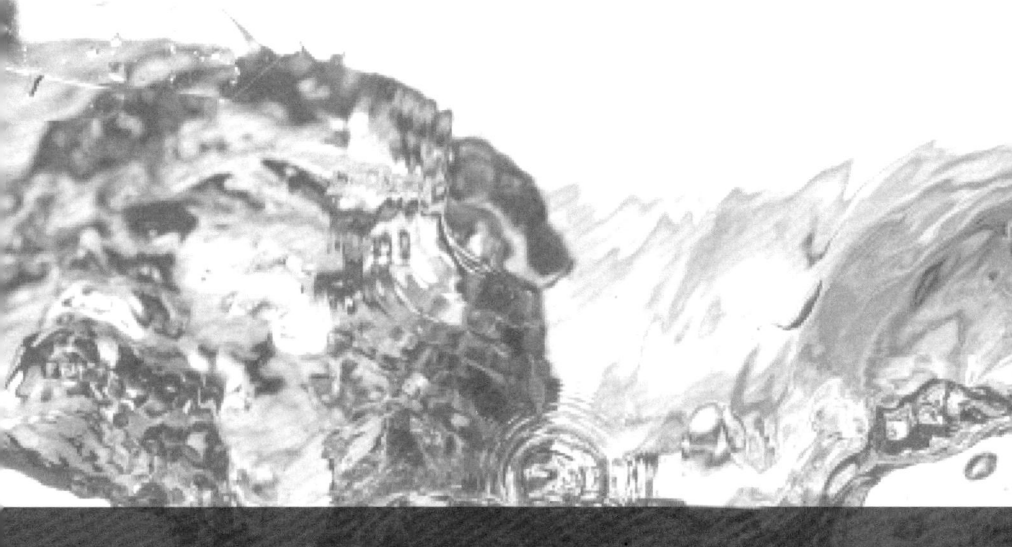

미네랄 함량이 풍부한 '좋은' 물은 최적 건강 유지와 질병 발생 예방에 중요한 역할을 한다.

체액의 미네랄 농도는 항상 좁은 범위 내에서 일정하게 유지된다. 미네랄은 인체의 항상성 유지에 아주 중요한 역할을 하기 때문이다.

 첫째 미네랄은 체액의 오스몰농도(osmolarity)를 일정하게 유지시킨다. 오스몰농도란 체액 내에서 삼투 작용을 일으킬 수 있는 미네랄, 혹은 전해질의 농도를 말한다. 체액의 오스몰농도(osmolarity)는 주로 1가 전해질(univalent electrolyte) 농도에 의존한다. 좀 더 구체적으로 말하면, 세포외액의 오스몰농도는 나트륨($Na+$), 염소($Cl-$), 중탄산염($HCO3-$)이 결정하고, 세포내액은 칼륨($K+$)과 인산염(PO_4^{3-})이 결정한다(PeceljGec 2002). 오스몰농도의 적절한 조절은 혈압 유지와 세포가 부풀거나 쪼그라드는 것을 막는 데 중요한 역할을 한다.

 둘째, 인체 항상성 유지에서 또 다른 중요한 것은 산-염기 평형이다. 인체의 pH는 7.35에서 7.45 사이에서 엄격하게 조절된다. 약간의 pH 변화로 인해서도 산혈증이나 알칼리혈증이 발생하고, 이는 신경근 흥분성(neuromuscular excitability)과 효소 활동성 변화를 일으켜 인체에 심각한 결과를 초래할 수 있다.

혈액의 pH를 정상으로 유지하기 위해서는 세 가지 기전, 즉 콩팥, 폐, 그리고 화학적 완충 시스템이 관여한다(Tortora and Grabowski, 1996). 화학적 완충 시스템에는 중탄산염, 인산염, 단백질과 헤모글로빈 완충 시스템이 있다. 세포외액의 pH 감소, 즉 산성화는 조골세포(osteoblast)와 알칼리 포스파타아제(alkaline phosphatase)의 활성도를 억제시켜 뼈 기질의 미네랄화에 부정적 영향을 준다. 이 외에도 뼈를 분해하고 흡수하는 파골세포(osteoclast)는 낮은 pH에 오히려 활성화된다(Arnett, 2008). 결론적으로 산혈증은 골격형성과 복구과정에 악영향을 미치고 인체의 미네랄 함량에도 간접적으로 악영향을 끼친다.

마시는 물에서 대량 미네랄의 중요성

마시는 물에 칼슘과 마그네슘 함량이 높은, 즉 경수(hard water) 지역에서는 심혈관질환, 골다공증, 암, 당뇨병 같은 질병 발생률이 낮았고, 여러 가지 미네랄 중에서도 마그네슘이 가장 중요한 역할을 하는 것으로 밝혀졌다. 반면 칼슘과 마그네슘 같은 대량 미네랄이 부족한 산성수인 연수(soft water)는 인체에 해롭다. 칼슘과 마그네슘 이외의 미네랄도 중요하다. 좀 더 구체적으로 설명하면, 마시는 물에 중탄산염 함량 증가는 대사성 산혈증을 중화시켜주고, 황산염은 변비를 개선해준다. 하지만 황산염이 지나치게 높은 경우는 설사를 일으킨다.

[표1] 마시는 물에서 대량 미네랄의 이상적인 함유량

	범위	단위
칼슘	20-80	mg/L
마그네슘	10-50	mg/L
중탄산	100-300	mg/L
황산염	20-250	mg/L
불소	0.8-1.2	mg/L
TDS	10-300	mg/L

※ TDS(Total Dissolved Solids), 총 용존 고형물

1. 경수(알칼리수)와 질병예방

석회암과 녹암(흔히 '옥')이 풍부한 토양에서 나온 물은 대체로 미네랄이 풍부하고 '경수' 혹은 '알칼리수'"라고 분류한다. 미네랄 함량이 높은 물은 오랜 시간에 걸친 일련의 물리적, 화학적 작용으로 만들어진다. 다시 말해 알칼리수란 전기분해를 통해 인위적으로 만들어진 물을 일컫는 것이 아니라, 자연이 우리에게 선물한 미네랄이 풍부한 물을 뜻한다. 반면 미네랄 함량이 매우 낮은 '연수'는 산성수에 해당한다.

일반적으로 경수에는 몰리브덴(Mo), 셀레늄(Se), 바나듐(V), 크롬(Cr) 등의 미량 원소(단위가 μg/L)들도 충분히 들어있다(Resborg 등, 2003a). 오래전 미국 생태 역학 조사에서 미네랄 함량이 낮은 물을 마시는 지역에서 고혈압과 동맥경화로 인한 사망률이 높았다고 발표한 바 있다.

생체이용률이 높은 칼슘이 충분히 함유된 물을 꾸준히 규칙적으로 마시는 것이 인체의 칼슘 균형 유지와 척추뼈의 골량 개선에 중요하다(Costi 등, 1999). 칼슘이 충분히 함유된 물을 1년 동안 마신 결과 폐경기 후 여성에서 골밀도 증가가 관찰되었다(Cepollaro 등, 1996).

경수 내 칼슘과 마그네슘 함량은 인체 내의 칼슘과 마그네슘 상태에 영향을 미치고 심혈관질환(Rubenowitz 등, 1999)과 뇌혈관질환(Sakamoto 등, 1997)으로 인한 조기 사망을 막아준다는 사실이 여러 연구를 통해서 증명되고 있다. 그리고 마시는 물의 경도는 여러 종류의 암 발생과 역상관 관계가 있음이 확인되었고(Yang 등, 1999a,b), 저체중 출생아 예방(Yang 등, 2002) 및 노인의 인지장애 예방(Jacqmin 등, 1994)에도 도움이 된다.

2. 경수에 함유된 대량 미네랄

경수에 함유된 칼슘, 마그네슘, 중탄산염, 황산염의 농도는 대체로 미량원소들보다 100배에서 1,000배 더 많다. 마시는 물에 함유된 대량 미네랄이 사람에게 미치는 효과는 1960년대 이후부터 과학적 연구가 꾸준히 진행되고 있으며 최근까지 다수의 중요한 사실들이 밝혀졌다. 아래 [표2]는 미국 장수지역에서 마시는 물과 기대수명이 낮은 지역의 마그네슘과 중탄산염을 비교한 자료다.

[표2] 미국 장수지역과 기대수명이 낮은 지역의 마시는 물에 함유된 마그네슘과중탄산염 수치

함유된 미네랄	기대수명이 높은 지역	기대수명이 낮은 지역
마그네슘, mg/L	평균 20	평균 5
중탄산염, mg/L	평균 243	평균 45

A. 칼슘

칼슘은 인체에서 가장 풍부한 미네랄이며 99%는 뼈 조직에 함유되어 있고 치아와 뼈를 튼튼하게 해준다. 건강한 사람은 세포와 혈액에서 칼슘 농도를 엄격하게 조절한다. 혈액 내 칼슘 농도가 높으면 신장을 통해 칼슘 배설을 증가시키거나 단백질과 결합시켜 이온화 칼슘 농도를 일정하게 유지시킨다. 혈액 내에서 칼슘이 감소하면 부갑상선 호르몬이 활성화되어 뼈 조직에서 칼슘이 빠져나가기 때문에 골다공증 위험을 증가시킬 수 있다. 또한 칼슘 결핍은 어린이에서 구루병을 일으킨다(Bowman and Russell, 2006).

칼슘은 소장 전체에서 흡수되고, 생체이용률은 소장에서 이온화된 칼슘 농도에 의존한다. 소장에서 피트산염, 인산, 중성지방은 칼슘과 결합하여 칼슘 흡수를 감소시킨다(Porkka 등, 1991). 또한 칼슘은 식품에 함유된 다른 미네랄의 흡수와 이용에도 영향을 미친다. 동물연구에서 칼슘 섭취 감소는 카드뮴 흡수 증가와 축적을 일으킨다(Reeves and Chaney, 2001). 그 외에도 칼슘과 납은 혈액에서 운반단백질(transpoter)을 공유하고 서로 경쟁한다(WHO, 2005). 쉽게 말해서 마시는 물에 함유된 칼슘은 중금속의 체내 흡수를 막아준다.

생체이용률이 좋은 칼슘이 함유된 물을 일생 매일 규칙적으로 마시는 것은 칼슘 균형과 척추뼈 골량 유지에 중요하다(Costi 등, 1999). 칼슘 농도가 낮은 물 음용과 어린이에서 골절 발생률과의 상관관계가 확인되었다(Verd 등, 1992). 이미 언급했듯이 경수는 심혈관질환과 뇌혈관질환으로 인한 조기 사망을 막아준다(Rubenowitz 등, 1999). 또한 경수는 여러 종류의 암(Yang 등, 1999a,b)과 노인에서 인지장애(Emsley 등, 2000)를 예방하는 데도 도움이 되는 것으로 밝혀졌다.

마그네슘과 칼슘은 상호 대사 길항제(metabolic antagonist)로서 작용한다. 질병 발생 위험을 감소시키기 위한 마시는 물의 Ca : Mg 비율은 2~3:1이 바람직하다. 핀란드인을 대상으로 한 생태환경 연구에서 마시는 물에서 칼슘에 비해 마그네슘 함량이 감소한 경우 급성 심근경색의 현저한 증가가 관찰되었다. 또한 마그네슘 농도가 1mg/L 증가할 때마다 심근경색 발생은 4.9% 감소했다(Kousa 등, 2006)

B. 마그네슘

마그네슘은 에너지 생산과 저장, 탄수화물 대사, 심장, 근육, 뼈 그리고 신경 자극에 중요한 300여 개 효소의 조효소로 작용한다(Bowman and Russell, 2006). 특히 마그네슘은 심장 근육에 풍부하게 존재하는데, 이는 관상동맥 기능에 중요한 역할을 한다. 관상동맥은 심장 박동 유지와 심장 근육에 산소가 풍부한 혈액을 공급한다(Altura and Altura, 1987).

마그네슘 권장 섭취량은 약 280~350mg이다(NSFA, 2012). 최근 일부 전문가들은 관상동맥질환 예방을 위해 권장량보다 더 많은 양(450~500mg)을 섭취할 것을 권한다(Altura and Altura, 2009). 당뇨병 환자들은 소변으로 마그네슘을 더 많이 배출하므로, 더 많은 마그네슘이 필요하다. 또한 비만한 사람들도 더 많은 마그네슘이 필요하다. 그 외 지나친 음주, 이뇨제, 흡수 장애, 그리고 가공식품 섭취 증가로 인한 불충분한 마그네슘 섭취 등으로 인해 마그네슘 결핍이 나타날 수 있다. 마그네슘 결핍 증상으로는 식욕 감소, 근육 경련, 피로, 허약, 골다공증, 당뇨병, 그리고 고혈압, 부정맥, 협심증, 급성 심근경색 같은 심장 합병증 등이 있다(Bowman and Russell, 2006).

마그네슘 섭취의 중요성에 대한 연구들은 많다. 아일랜드와 보스턴에 거주하는 577쌍의 형제 연구에서 하루 400mg 이상의 마그네슘을 섭취하는 아일랜드 거주자들은 하루 274mg 정도의 마그네슘을 섭취하는 보스턴 거주자들에 비해 심혈관질환 사망률이 약 40% 정도 낮았다(Brown 등, 1970). 마그네슘이 부족한 식단을 먹는 일부 여성들에서 심장 박동 이상과 혈당 수치 증가가 관찰되었고, 이들이 마그네슘이 풍부한 식단으로 바꾸었을 때 이런 이상소견은 사라졌다(Nielsen 등, 2007). 마그네슘 결핍은 관상동맥 직경을 수축시켜 관상동맥 혈류량을 감소시켜 급사의 원인으로 작용한다(Turlapaty and Altura, 1980). 마그네슘이 풍부한 심장 근육세포는 산소가 결핍된 조건에서 더 오랜 시간 생존한다(Faghihi 등, 2008).

심혈관질환 사망률이 가장 높은 미국의 25개 지역에서 공급받는 수돗물에는 마그네슘이 평균 5.1mg/L, 중탄산염이 75mg/L였고, 반면 심혈관질환 사망률이 가장 낮은 25개 지역의 수돗물에는 마그네슘이 평균 16.5mg/L, 중탄산염이 127mg/L이었다. 또한 마그네슘이 풍부한 물을 공급받는 지역에서는 모든 질병으로 인한 조기 사망률도 낮았다(Schroeder, 1966). 핀란드 서부 지역의 토양수와 지하수는 핀란드 동부 지역에 비해 마그네슘이 대략 세배 정도 높았으며, 핀란드 서부 지역의 심혈관질환 사망률은 동부 지역보다 약 두 배 낮았다(Punsar and Karvonen, 1979). 마그네슘 함량이 20mg/L 정도인 물을 공급받는 지역은 마그네슘이 평균 2mg/L 정도 함유된 물을 공급받는 지역보다 심혈관질환으로 인한 사망률이 35% 정도 낮았다(Rubenowitz 등, 1996).

또한 타이완 연구에서 마그네슘이 10mg/L 이상 함유된 물은 일부 유형의 암 예방에 효과가 있다고 보고했다(Yang 등,

1999a,b). 또 다른 타이완 연구에서 마시는 물에서 마그네슘 농도가 낮을 때, 트리할로메탄(THMs)으로 인한 직장암 발생 위험이 증가하는 것으로 나타났다(Kuo 등, 2010). 마시는 물을 통한 마그네슘 섭취는 대장암으로 인한 사망 위험(Yang and Hung, 1998), 전립선암 발생 위험(Yang 등, 2000a), 그리고 유방암으로 인한 사망 위험(Yang 등, 2000b) 등에 상당한 예방 효과가 있는 것으로 나타났다.

[표3] 인체를 구성하는 원소(Campbell biology, 3rd edition, Benjamin Cummings)

기호	원소	원자번호	인체 구성비율(%)
O	산소	8	65.0
C	탄소	6	18.5
H	수소	1	9.5
N	질소	7	3.5
Ca	칼슘	20	1.5
P	인	15	1.0
K	칼륨	19	0.4
S	황	16	0.3
Na	나트륨	11	0.2
Cl	염소	17	0.2
Mg	마그네슘	12	0.1

※ 미량 원소(< 0.01%): 붕소(B), 크롬(Cr), 코발트(Co), 구리(Cu), 불소(F), 요오드(I), 철(Fe), 망간(Mn), 몰리브덴(Mo), 셀레늄(Se), 실리콘(Si), 주석(Sn), 바나듐(V), 아연(Zn).

2005년 WHO 연구논문에서 경수에 함유된 마그네슘이 일부 사람들에서 경계성 마그네슘 결핍을 예방하는 데 충분하며, 이것은 심근경색 이후 발생하는 부정맥으로 인한 돌연사를 줄일 가능성이 있다고 발표한 바 있다. 질병 발생 위험을 낮추는 데 도움을 주는 마그네슘 농도는 10~50mg/L 정도다.

마시는 물에서 미량 미네랄의 중요성

미량 미네랄은 양은 적지만 대량 미네랄만큼 중요하다. 미량 미네랄은 마시는 물을 통해 상당량 섭취할 수 있다. 셀레늄과 몰리브덴 농도가 낮은 물 음용은 심장 질환과 암 발생 증가와 관련이 있다. 마시는 물에 함유된 리튬은 폭력 범죄율과 자살률을 감소시킨다. 마시는 물에 포함된 붕소와 크롬(3가)도 유용할 수 있다. 마시는 물에 요오드 함량이 높은 지역에서는 갑상선종(goiter)[1]이 드물다. 그 외 적당량의 불소, 구리, 철, 망간 등의 미량 미네랄도 인체에서 필수 미네랄로 작용한다.

대량 미네랄의 하루 필요량은 단위로 mg이지만, 미량 미네랄의 하루 필요량은 μg 단위다. 1mg은 1,000μg이다. 마시는 물에는 하루 필요량의 미량 미네랄이 함유되어 있고, 미량 미네랄 결핍은 대량 미네랄 결핍만큼 인체에 해롭다. 인체는 약 21종류의 미네랄을 필요로 한

---
[1] 여러 가지 원인에 의해 갑상선에서 갑상선호르몬을 합성하는 과정에 이상이 생겨 갑상선이 비정상적으로 커지는 것을 말한다. 참고로 정상인의 갑상선은 20~30g 정도이나 갑상선종이 생긴 경우는 1kg까지 커질 수도 있다.

다. 여기에는 염소, 인, 몰리브덴, 철, 칼슘, 마그네슘, 나트륨, 칼륨, 철, 구리, 아연, 망간, 붕소, 크롬, 니켈, 실리콘, 바나듐, 요오드, 크롬 등이 포함된다.

미네랄이 부족한 물과 질병

동물 연구에서 미네랄이 제거된 물 음용으로 인한 미네랄 섭취 감소는 먹는 음식을 통해 자동으로 교정되지 않는다는 사실이 명백히 입증되었다(Kondratyuk, 1989). 연구자들은 6개월 동안 쥐를 이용한 실험에서 마시는 물에 함유된 미량 미네랄 농도에 따라 근육조직 내 미네랄 함량이 6배까지 차이가 날 수 있고, 미네랄 함량이 낮은 물은 혈구 형성 과정에도 부정적 영향을 미친다는 사실을 밝혀냈다. 구체적으로 미네랄 함량이 낮은 물을 마신 동물은 미네랄이 보강된 물을 마신 동물에 비해 적혈구 내 헤모글로빈 농도가 19% 정도 낮게 나타났다. 이런 차이는 마시는 물의 미네랄 농도 차가 클수록 더 큰 차이를 보였다.

독일영양학회(German society for nutrition)는 대중들에게 체액에는 항상 전해질이 함유되어 있다는 사실을 강조하면서 미네랄 함량이 낮은 물을 마시는 것에 대해 경고한 바 있다. 체내 전해질 수치 감소의 초기 증상은 피로, 허약, 두통 등이다. 심한 경우 근육 경련과 심박동 장애 등이 나타날 수 있다. 또한 인체 내 구획, 즉 세포내액과 세포외액 사이의 부적절한 물 재분배는 인체 내 주요 장기의 기능에 문제를 초래할 수 있다(DGfE, 1993). 미네랄이 물 재분배에 관여하기 때문이다.

불소 함량이 매우 낮은 담수 처리된 물을 마시는 지역에서는 충치 위험이 높다(WHO, 2005). 또한 증류수나 미네랄 함량이 낮은 생수 등을 분유에 타서 마시는 영아들에서 뇌부종, 발작, 대사성 산혈증 등이 보고되고 있다(CDC, 1994). '저나트륨혈증 쇼크', '물 중독(water intoxication)' 혹은 섬망[2](delirium)은 극심한 신체적 노동과 함께 전해질 함량이 낮은 수 리터의 물을 마시고 난 후 발생할 수 있다(Basnyat et al, 2000).

전체 칼슘 섭취와 마시는 물을 통한 칼슘 섭취를 비교한 요르단 연구에서 암만(Amman) 지역의 63%, 이르비드(Irbid)의 43%, 자르가(Zarga)의 30% 정도에 해당하는 사람들은 수돗물에 함유된 고농도의 염분을 역삼투 방식으로 제거한 후 사용한다. 이 물에 함유된 칼슘양은 겨우 6mg/L밖에 되지 않는다. 측정 결과 역삼투 방식으로 처리된 물을 주로 사용하는 지역의 칼슘 섭취는 권장량 이하였다. 연구자들은 마시는 물을 통한 칼슘 섭취 감소가 음식을 통해 개선되지 않는다면 골다공증 같은 심각한 건강상 문제를 일으킬 수 있고, 특히 노인과

---

2) 주변 상황을 잘못 이해하며, 생각의 혼돈이나 방향 상실 등이 일어나는 정신의 혼란 상태

여성에서 더욱 위험할 수 있음을 경고한 바 있다(Mousa 등, 2010).

미네랄 함량이 낮은 물 음용은 뇌혈관질환(Yang 1998), 어린이에서 골절(Verd 등, 1992), 신경계의 퇴행성질환 (Jacqmin 등, 1994), 조산아와 저체중출생아(Yang 등, 2002), 일부 악성종양(Yang 등, 1999a) 등의 발생을 증가시킨다. 특히 마그네슘 함량이 낮은 경우 갑작스러운 조기 사망(Eisenberg, 1992; Bernardi 등, 1995), 운동신경 질환(Iwami 등, 1994), 그리고 임신성 고혈압 등의 임신합병증(Melles and Kiss, 1992) 발생을 증가시킨다.

물과 식품에 함유된 칼슘과 마그네슘은 항독소 성질을 지니는 것으로도 알려져 있다. 이들은 납, 우라늄, 카드뮴 같은 일부 독성물질들이 장을 통해 혈액으로 흡수되는 것을 막는다. 기전은 흡수가 어려운 형태의 화합물 형성을 유도하거나, 결합 부위의 상호 경쟁을 통해서 이루어진다(Levander, 1977; Nadeenko 등, 1987). 또한 미네랄 함량이 낮은 물을 공급받는 지역은 평균 경도의 물을 공급받는 지역에 비해 배관 부식으로 인한 구리나 납 등과 같은 독성물질 노출 위험이 더 크다(Kozisek, 2005).

미네랄 함량이 낮은 물 사용은 식품이 지닌 미네랄에도 영향을 미친다. 채소를 미네랄 함량이 낮은 물로 끓일 경우 채소가 지닌 칼슘과 마그네슘을 60%까지 잃을 수 있고, 심지어 일부 미량 원소들은 더 많이 잃을 수 있다. 구체적으로 구리는 66%, 망간은 70%, 코발트는

86%까지 잃을 수 있다(Kozisek, 2005).

1970년대 후반 WHO는 탈염수[3](demineralized water)의 기준 발표를 위한 배경 정보를 얻기 위한 연구를 의뢰하였고, 최종 보고서에는 다음과 같이 쓰여 있다. "미네랄이 완벽히 제거된 물(증류수)은 관능적[4] 특성이 만족스럽지 못하고, 동물과 인간의 건강에도 부정적 영향을 미친다(WHO, 2005)."

2000년에서 2002년 사이 역삼투 처리를 한 수돗물을 마셨던 체코와 슬로바키아 국민들은 몇 주에서 수개월 내에 심혈관질환, 피로, 허약, 근육 경련 등과 같은 급성 마그네슘과 칼슘 결핍 증상으로 고통받았다(Kozisek, 2005).

지금까지 미네랄이 결핍된 물이 당신의 건강에 얼마나 나쁜 영향을 미칠 수 있는지 다수의 논문과 공신력 있는 비영리단체 연구결과들을 나열하였다. 어떤가? 이것만으로는 마시는 물에서 미네랄의 중요성을 깨닫기에 부족한가? 내가 이 책을 쓰게 된 첫 번째 이유가 바로 마시는 물에서 미네랄의 중요성을 알리기 위함이다. '좋은' 물을 마시는 올바른 습관을 통해서 최적 건강에 한 걸음 더 나아갈 수 있기를 바란다.

---

3) 물속에 용존하는 대부분의 염류를 제거한 정제수
4) 물, 식품, 기타 물질의 감각적(미각, 시각, 후각, 촉각) 측면을 통한 개인적 경험

· 4장 ·

오염된 물과 질병

오염물질이 혼입된 물 음용은
질병 발생의 주요 경로다.

마시는 물에는 미네랄, 유기 불순물, 세균, 부유물, 그리고 간혹 방사성 동위원소 등이 혼입되어 있다. 하지만 미네랄을 제외하고 나머지는 다양한 수처리 방법으로 제어되고 통제되어야 한다(WHO, 2005). 그렇게 하지 않는다면 마시는 물에 함유된 유해물질들로 인해 우리의 건강은 심각한 위험에 노출될 것이라고 많은 전문가들은 경고한다. 우리나라도 "먹는 물 수질기준 및 검사 등에 관한 규칙"을 통해서 마시는 물의 오염을 통제하고 있다(책 끝부분 '부록' 참고).

　실제로 마시는 물에 혼입된 무기 오염물이 우리 건강을 위협하는 사례들은 많이 보고되고 있다. 알루미늄은 알츠하이머병과 그 외 다른 치매와 관련이 있는 것으로 추측하고 있으며, 비소가 고농도로 혼입된 식수를 마시는 경우 피부질환과 암, 특히 피부암과 폐암과의 관련성이 확인되었다. 식수에 혼입된 납은 어린이의 IQ에 심각한 악영향을 미치고 과잉행동 및 우울 등의 정서장애를 일으키며 혈구 형성에도 나쁜 영향을 미친다. 철과 구리는 인체에 중요한 영양소지만, 식수에 과잉 혼입된 경우 장 질환을 일으킬 수 있다. 식수에 혼입된 우라늄과 카드뮴은 신장 기능을 방해할 수 있다. 반면 마그네슘과 칼슘 등의 길항물질이 적당량 함유되어 있다면 이들의 독성 효과는 감소될 수 있다. 그러므로 원수의 납, 카드뮴, 우라늄 농도가 높은 경우, 칼슘과 마그네슘도 상대적으로 높아야 한다. 이런 미네랄들은 "미네랄 균형"을 유지하여 납, 카드뮴, 우라늄의 부정적 효과에서 우리 몸을 지켜주기 때문에 매우 중요하다. 이것이 연화장치나 역삼투압 같은 처리방법으로 길항작용을 하는 미네랄을 제거해서는 안 되는 중요한 이유가 되기도 한다.

그 외 병원성 미생물, 유기 오염물, 중금속을 포함한 무기 오염물 등도 우리들의 건강을 위협하는 마시는 물 오염원들이다. 지금부터 이것들에 대해서 자세히 살펴보자.

병원성 미생물

질병을 유발하는 미생물을 병원균(pathogen)이라고 한다. 대부분의 미생물들은 인체에 무해하거나 유익하지만 극소수의 병원성 세균들은 질병을 일으킬 수 있다. 대장균은 직접적인 질병 원인균은 아니지만, 흔히 수질오염의 세균 지표로 이용된다. 인체 건강을 위협하는 지표수에서 발견되는 몇 가지 병원균들은 다음과 같다.

1. 크립토스포리디움(Cryptosporidium parvum)

사람이나 동물의 소화기, 호흡기에 기생하는 원생동물로서 환경에서는 증식하지 않는다. 감염되었을 때 일차적 증상으로 급성 설사를 일으킨다. 하지만 혈변을 일으키지는 않는다. 특히 면역이 저하된 사람에서 문제가 될 수 있는데, 이런 경우 설사 양이 하루 10리터에서 15리터에 이를 수도 있다. 그 외 증상으로는 식욕저하, 오심, 구토, 복통 등이 있다. 소화관 외에 폐, 간, 담낭 등에서도 감염이 발생하는 경우도 있다(CDC, 2007).

감염은 대변-경구 경로에 의해 포자가 형성된 난포낭(sporulated oocyst) 섭취를 통해 발생한다. 건강한 사람이라도 평균 132개의 난포낭을 섭취하면 감염이 발생한다(DuPont HL 등, 1995).

문제는 기존 정수과정으로 살균하기 가장 어려운 미생물이라는 사실이다. 세균보다 오랜 기간 생존이 가능하고 특히 저온에서는 물속에서 수개월까지 생존이 가능하다. 또한 염소소독에 내성이 강한데, 대장균보다 24만 배, 바이러스보다 수천 배 강하다.

2. 지알디아(Giardia lamblia)

지알디아(Giardia lamblia)는 편모를 가진 기생성 원생동물로 숙주의 소장에서 번식하고 집단을 형성하여 지알디아증(giardiasis)이라는 질병을 일으킨다. 소장의 상피세포에 부착하여 이분법(binary fission)으로 번식하고, 혈액으로는 전파되지 않기 때문에 위장관 이외의 부위에 감염을 일으키지 않는다. 지알디아 영양체(trophozoite)는 소장에 있는 영양소를 흡수해서 살아간다.

오염된 물이나 식품, 혹은 대변-경구 경로를 통해서 감염이 발생한다. 감염되더라도 약 10%에서는 아무런 증상이 나타나지 않을 수도 있다. 주요 증상으로는 설사, 복통, 체중감소 등이 있으며, 드물지만 구토, 혈변, 발열 등도 나타날 수 있다(Minetti, C 등, 2016). 증상은 노출 후 1주에서 3주 후부터 시작되고 치료를 받지 않는 경우 증상은 6주 정도 지속된다(CDC, 2016).

지알디아 포낭(cyst)은 찬물에서 거의 3개월 동안 생존할 수 있고 보편적인 수처리 방법, 즉 염소소독과 오존 분해(ozonolysis) 등에 내성이 강해서 살균이 용이하지 않다. 대장균보다 2400배, 바이러스보다 수십 배 강하다.

3. 살모넬라(Salmonella)

살모넬라증(Salmonellosis)은 살모넬라가 오염된 물과 음식을 통해 감염을 일으키는 것을 말한다. 흔히 설사, 발열, 심한 복통, 구토 등을 일으킨다(CDC, 2015). 균에 노출된 후 반나절에서 3일 후 증상이 나타나고 4일에서 일주일 정도 지속한다(WHO, 2017). 간혹 심한 경우 탈수를 일으키기도 하고, 특히 노약자, 어린이, 면역이 저하된 사람들은 증상이 더 심하다(CDC, 2015).

4. 노로바이러스(Norovirus)

노로바이러스는 사람에서 바이러스성 위장관염을 일으키는 가장 흔한 바이러스다. 모든 연령층에서 감염될 수 있다(Morillo SG 등, 2011). 대변에 오염된 식품이나 물을 통해 전염되고 사람 간의 접촉을 통해서도 전염된다(Goodgame R, 2006). 심지어 구토물이 에어로졸

화되어 공기를 통해서도 전염될 수 있다(Said MA 등, 2008).

　감염되었을 때 나타나는 증상으로는 오심, 구토, 물 설사(watery diarrhea), 복통 등이 있고 어떤 경우에는 미각을 잃는 경우도 있다. 노출된 후 반나절이나 이틀 후 증상이 나타난다(CDC, 2016). 전신 무력감, 근육통, 두통, 미열 등도 나타날 수 있다. 일반적으로 저절로 호전되며 심한 증상을 일으키는 경우는 드물다. 대체로 2일에서 3일이면 완전히 회복된다.

유기 오염물

작업환경의학과 전문의 **유상곤**
조선대학교병원 작업환경의학과 외래교수
대자인병원 작업환경의학과 소장

수질오염이란 물이 자연적으로 가지고 있는 물리적, 화학적, 생물학적 또는 세균학적 특성이 자연적이고 인위적인 요인으로 인하여 물 이용에 지장을 초래하거나 수중 생물에 영향을 주는 상태로 변화하는 것으로써, 좁게는 주로 사람이나 동물의 배설물에 의하여 병원성 미생물 또는 기생충 등이 인체에 수인성전염병을 일으키거나 공중보건학적으로 해를 일으키는 것과 같은 현상으로 수질이 악화되는 것을 말한다. 넓게는 자연적 또는 인위적으로 수중에 부패성물질, 유독성물질 및 부유물질 등 물 이외의 이물질이 혼입됨으로써 생활, 농업, 공업, 수산 등의 용수 목적에 맞게 사용할 수 없는 상태를 말한다.[5]

오늘날 화학산업의 발전과 더불어 다양한 화학물질들이 제조·사용됨에 따라 이들의 직간접적인 환경유출은 피할 수 없는 불편한 진

---

5) 환경화학, 동화기술

실이 됐다. 인류가 만든 화학물질들, 주로 유기화학물질들은 하·폐수 처리 방류수, 우수로 인한 비점오염[6], 매립지 침출수, 오염사고 등 다양한 경로들을 통해 수계[7]로 유출되고 있다. 또한 수계를 위협하는 유기화학물질들은 공업용 화학물질, 농약류, 의약물질들, 그리고 인공화합물은 아니지만 녹조로부터 기인하는 유기오염물 등 그 종류가 매우 다양하다.[8] 이러한 유기오염물들은 다음과 같은 몇 가지 이유 때문에 위험하다.

첫째, 독성 유기화학물질의 상당수가 생물학적으로 분해가 불가능하거나 또는 분해가 매우 천천히 진행되기 때문에 생태계 내에 오랫동안 잔류한다는 것이다. **둘째**, 이들 가운데는 먹이사슬을 통해 생물학적 농축현상을 보이는 것들이 있으며, **셋째**, 이들 유기화학물질이 직접 사람에게 암을 유발시키거나 물을 소독하기 위해 사용하는 염소와 반응하여 새로운 발암물질로 전환된다는 점이다. **넷째**, 이들이 수중 생태계를 파괴한다는 것이다.

---

6) 광범위한 배출 경로를 통해 쓰레기나 동물의 배설물, 자동차 기름, 흙탕물, 비료 성분 따위가 빗물에 씻겨 강이나 바다로 흘러 들어가 발생하는 오염
7) 지표의 물이 점점 모여서 한 물줄기를 이루며 흐르는 하천의 본류나 지류의 계통
8) 미량유기오염물질과 고도정수처리. 울산매일신문

다음 표는 마시는 물에서 검출될 수 있는 유기화학물질과 오염원, 건강장애애를 나타내며[표4], 주요 유기화학물질과 관련하여 건강영향을 대해 간략히 서술하고자 한다.

[표4] 음용수 중에 검출 가능한 유기화학물질, 오염원 및 건강영향

유기화학물질	섭취로 인한 잠재적인 건강영향	오염원
아크릴아마이드 Acrylamide	신경계 또는 혈액장애, 발암위해도의 증가	하수/폐수처리 첨가물
알라클로르 Alachlor	눈, 간, 신장 또는 비장장애, 빈혈, 발암위해도의 증가	농약살충제로부터 유출
아트라진 Atrazine	심장혈관계문제/생식질환	농약살충제로부터 유출
벤젠 Benzene	빈혈, 혈소판 감소, 발암위해도의 증가	공장, 가스저장탱크, 매립지 등에서 유출
벤조(a)피렌 Benzo(a)pyrene	생식능력저하, 발암위해도 증가	물탱크의 라이닝과 분배관 등에서 유출
카보퓨란 Carbofuran	혈액 또는 신경계 장애, 생식능력저하	쌀이나 목초농사에 쓰이는 토양살충제
사염화탄소 Carbon tetrachloride	간 장애, 발암위해도 증가	쌀이나 목초농사에 쓰이는 토양살충제
클로르단 Chlordane	간 또는 신경계 장애, 발암위해도 증가	사용금지된 흰개미박멸제의 잔류물
클로로벤젠 Chlorobenzene	간 또는 신장 문제	화학 또는 농화학 공장으로부터 배출
2,4-디클로로페녹시아세트산 2,4-D	신장, 간 또는 부신 장애	농업용 제초제로부터 유출
달라폰 Dalapon	신장 변화	통행용 제초제로부터 유출

1,2-디브로모-3-클로로프로판 1,2-Dibromo-3-chloro-propane(DBCP)	생식능력저하, 발암위해도 증가	콩, 면, 파인애플 농사에 쓰이는 토양살충제
o-디클로로벤젠 o-Dichlorobenzene	간, 신장, 순환계 문제	공업화학공장으로부터 배출
p-디클로로벤젠 p-Dichlorobenzene	빈혈, 간/신장/비장 장애, 혈액변화	공업화학공장으로부터 배출
1,2-디클로로에탄 1,2-Dichloroethane	발암위해도 증가	공업화학공장으로부터 배출
1,1-디클로로에탄 1,1-Dichloroethane	간 문제	공업화학공장으로부터 배출
cis-1,2-디클로로에탄 cis-1,2-Dichloroethane	간 문제	공업화학공장으로부터 배출
trans-1,2-디클로로에탄 trans-1,2-Dichloroethane	간 문제	공업화학공장으로부터 배출
디클로로메탄 Dichloromethane	간 문제, 발암위해도 증가	제약/화학공장으로부터 배출
1,2-디클로로프로판 1,2-Dichloropropane	발암위해도 증가	공업화학공장으로부터 배출
디에틸헥실아디페이트 Di(2-ethylhexyl) adipate	일반적인 독성영향 또는 생식능력저하	PVC 배관에서 용해되거나 화학공장에서 배출
디에틸헥실프탈레이트 Di(2-ethylhexyl) phthalate	생식능력저하, 간 문제, 발암위해도 증가	고무 / 화학공장에서 배출
디노셉 Dinoseb	생식능력저하	콩 야채류 농사용 제초제의 유출
다이옥신 Dioxin(2,3,7,8-TCDD)	생식능력저하, 발암위해노 증가	소각로나 기타 연소상태에서 배출, 화학공장에서 배출
다이콰트 Diquat	백내장	제초제 유출
엔토탈 Endothall	위, 내장 문제	제초제 유출
엔드린 Endrin	신경계 영향	사용금지된 살충제의 잔류물
에피클로로히드린 Epichlorohydrin	위 장애, 생식능력저하, 발암위해도 증가	공업화학공장에서 배출, 수처리과정 첨가물

유기화학물질	섭취로 인한 잠재적인 건강영향	오염원
에틸벤젠 Ethylbenzene	간 또는 신장 문제	정유공장에서 유출
에틸렌 디브로마이드 Ethylene dibromide	위 장애, 생식능력저하, 발암 위해도 증가	정유공장에서 유출
글리포세이트 Glyphosate	신장 문제, 생식능력저하	제초제 유출
헵타클로르 Heptachlor	간 손상, 발암위해도 증가	사용금지된 흰개미박멸제의 잔류물
헵타클로르 에폭사이드 Heptachlor epoxide	간 손상, 발암위해도 증가	Heptachlor의 와해
헥사클로로벤젠 Hexachlorobenzene	간 또는 신장 문제, 생식능력 저하, 발암위해도 증가	금속제련소나 농화학공장에서 배출
헥사클로로시클로펜타디엔 Hexachlorocyclopentadiene	신장 또는 위 장애	화학공장으로부터 배출
린덴 Lindane	간 또는 신장 장애	목장, 삼림, 정원에 사용되는 살충제의 용해/배출
메콕시클로르 Methoxychlor	생식능력저하	과일, 야채, 가축에 사용되는 살충제의 용해/배출
옥사밀 Oxamyl(Vydate)	신경계 영향	사과, 감자, 토마토에 사용되는 살충제의 용해/배출
폴리염화바이페닐 Polychlorinated biphenyls (PCBs)	피부변화, 흉선문제, 면역/생식/신경계 저하, 발암위해도 증가	매립지에서 용출, 폐화학물질에서 유출
펜타클로로페놀 Pentachlorophenol	간 또는 장애, 발암위해도 증가	목재보호 공장에서 배출
피클로람 Picloram	간 장애	제초제 유출
시마진 Simazine	혈액 장애	제초제 유출
스티렌 Styrene	간, 신장, 순환계 장애	고무/플라스틱공장에서 유출, 매립지에서 용출

테트라클로로에틸렌 Tetrachloroethylene	간 문제, 발암위해도 증가	공장, 드라이크리닝에서 배출
톨루엔 Toluene	신경계, 신장 또는 간 문제	정유공장에서 배출
총트리할로메탄 Total trihalomethanes(TTHMs)	간, 신장 또는 중추신경계 문제, 발암위해도 증가	음용수 소독 부산물
톡사펜 Toxaphene	간, 신장 또는 갑상선 문제, 발암위해도 증가	면, 목축 등에 사용되는 살충제의 용출
실벡스 2,4,5-TP(Silvex)	간 문제	사용금지된 제초제의 잔류물
1,2,4-트리클로로벤젠 1,2,4-Trichlorobenzene	부신 변화	직물마감공장에서의 배출
1,1,1-트리클로로에탄 1,1,1-Trichloroethane	간, 신경계, 또는 순환계 문제	금속윤활유제거지역이나 기타 공장에서 배출
1,1,2,-트리클로로에탄 1,1,2-Trichloroethane	간, 신장 문제	공업화학공장에서 배출
트리클로로에틸렌 Trichloroethylene	간 문제, 발암위해도 증가	정유공장에서 배출
염화비닐 Vinyl chloride	발암위해도 증가	PVC파이프에서 용출, 플라스틱제조공장에서 배출
자일렌 Xylenes	신경계 손상	정유공장이나 화학공장에서 배출

1. 벤젠

벤젠은 무색에서 엷은 노란색을 띠는 액체로써, 향료 냄새가 난다. 벤젠은 광범위한 화학 공업제품, 일반용제, 추출제, 페인트 제거제, 알코올 변성제, 연료 및 자동차용 가솔린의 항녹킹제 원료로 사용된다. 벤젠은 호흡기, 소화기, 피부를 통해 흡수되고 최종 분해산물들은 소변으로 배설된다.

벤젠의 만성적인 노출은 범혈구 감소증[9](pancytopenia), 재생불량성 빈혈, 백혈병, 다발성 골수종 등 조혈기계 질환을 일으키는 것으로 알려져 있다.

2. O-디클로로벤젠

무색 내지 담황색의 액체로 방향성 냄새가 난다. 용제, 탈지제, 훈증제 또는 살충제, 열교환매체, 쓰레기, 하수 등의 탈취제, 내연기관 세척제 등으로 사용된다. 흡수는 호흡기, 소화기, 피부를 통해 흡수되고 동물실험에서 75~85%는 신장을 통해 배설되고, 7~19%는 대변을 통해 배설된다.

O-디클로로벤젠의 만성적인 노출과 관련하여 조혈기계 암(말초성 백모구증, 백혈병)을 보고한 사례들이 있다.

3. 스티렌

스티렌은 무색에서 황색의 기름 모양 액체로 달콤하고 강한 향이 있다. 스티렌은 합성고무, 레진, 절연체의 제조에 사용된다. 스티렌은 주로 호흡기를 통해 노출되고 피부를 통한 흡수는 호흡기를 통한 흡

---

[9] 적혈구, 백혈구, 혈소판 등 모든 종류의 혈액세포가 감소하는 증상

수의 약 0.1~2% 정도이다. 배설은 90~97%가 대사체로 소변을 통해 배출된다.

스티렌의 만성적인 노출과 관련하여 신경계가 가장 민감한 기관이다. 100ppm 이하에 만성 노출될 때 위약감, 두통, 피로, 기억력 장애, 어지러움이 나타나고, 누적 스티렌 노출과 중추신경계 질환으로 인한 사망에 유의한 양반응 관계가 있다.

발암성과 관련하여 스티렌의 대사물질인 산화 스티렌이 DNA에 결합하여 유전자 독성을 나타내므로 40ppm 이상 농도의 스티렌에 노출되면 말초 임파구에서 염색체 변이를 나타낸다.

4. 톨루엔

무색 투명한 휘발성 액체로 달콤한 냄새가 난다. 화학, 고무, 페인트, 제약 등 산업 분야에서 광범위하게 사용되는데, 신나, 잉크, 향수, 염료, 온도계 등에 용제 또는 원료로 사용된다. 흡수는 주로 호흡기를 통해 흡수되며 약 20% 정도는 변화되지 않은 채로 호흡을 통해 체외로 배출된다. 액체 상태나 가스 상태의 경우에는 피부로도 흡수된다. 사고 또는 고의적 이유로 경구 흡수도 가능한데, 625mg/kg의 톨루엔을 경구 섭취한 뒤 사망한 사례가 보고된 바 있다. 톨루엔은 마뇨산으로 변환되고 변환된 마뇨산은 소변 중으로 배설된다.

톨루엔에 만성적으로 노출된 사람에게 심근병, 저칼륨혈증, 신 세

뇨관성 산증, 신장병 등이 생긴다.

5. 크실렌

크실렌은 무색투명한 인화성 액체로 달콤한 냄새가 난다. 주로 화학합성제 및 플라스틱 제조, 향료, 구충제, 에폭시수지, 의약품, 피혁 제조 공정에서 노출된다.

크실렌은 두통, 피로감, 자극, 나른함, 위장관 증상(구역, 구토), 심혈관계 증상 등을 유발한다. 다량의 크실렌 노출은 중추신경계의 기능을 저하시키며, 카테콜아민의 부정맥 유발효과에 대한 심근의 감수성을 증가시킨다.

6. 페놀류

물속에 존재하는 페놀류는 주로 공장 폐수 혼입에 의한 것이며 페놀류를 함유한 물은 페놀류 자체의 냄새 때문에 $0.01 \sim 0.1 \text{mg}/\ell$ 정도에서도 냄새를 검출할 수 있다.

이들은 중추신경계에 독작용을 일으킨다. 많은 양이 흡수되었을 때는 소화기계의 점막 손상 외에도 구토, 경련 등의 급성 중독증상을 일으킨다. 우리나라에서는 1991년 3월 낙동강 상류 지역에 페놀이 흘러들어 큰 사회적 물의를 일으킨 바 있다.

무기 오염물

마시는 물에 혼입된 대부분의 독성물질들은 세계보건기구(WHO)에서 규제한다. 앞서 잠시 설명했듯이, 마시는 물에서 알루미늄 수치 증가는 치매와 알츠하이머병과의 연관성을 의심받고 있으며, 비소는 피부질환과 폐암과 관련이 있는 것으로 알려져 있다. 카드뮴은 신장에 악영향을 미치고, 납은 아동에서 IQ 감소를 일으키고, 고혈압, 그리고 손상된 적혈구를 생산한다. 아질산염과 질산염은 헤모글로빈의 산소 결합 능력을 변화시켜 혈액의 산소 운반 능력을 저하시킨다. 라돈은 폐암을, 우라늄은 신장질환과 생식력 감소를, 안티몬은 콜레스테롤 수치 증가를, 바륨은 소화계질환과 심혈관 질환을 일으킬 수 있다. 그런데 마시는 물에 함유된 칼슘, 마그네슘 등의 미네랄은 독성 물질의 건강위협을 감소시키므로 마시는 물에서 제거되어서는 안 된다.

1. 납(Pb)

납은 생물농축[10](bioaccumulation)되는 독성물질로서 중추신경계와 적혈구 생산에 악영향을 미치고, 고혈압을 일으키고, 칼슘에 길항작용[11]을 나타내므로 뼈 무기질화 방해한다. 납은 성인보다 아동에서 4배에서 5배 정도 더 쉽게 흡수되고, IQ 감소, 과잉행동장애, 우울증 등을 일으킨다(Alexander 등, 1973). 또한 납은 소변으로 구리 배출을 증가시킨다(Klauder and Petering, 1977).

1995년 이후부터 유연휘발유 사용이 금지되면서 휘발유에서 납은 99%이상 감소되었으며 대기 중의 납 농도도 감소되었다. 그러므로 전체 납 섭취의 상당 부분은 마시는 물을 통해서 섭취된다고 볼 수 있다(SCHER, 2011). 마시는 물의 납 허용기준은 10μg/L이하다.

2. 비소(As)

항생제가 없던 시절에 비소로 매독을 치료한 적이 있다. 하지만 무기 비소는 발암성이 있다.

최근 들어 식수를 통한 비소 노출에 대해서 공중보건학적 관심이 고조되고 있다. 고농도의 비소 노출은 폐암, 피부질환(과색소침착과

---

[10] 중금속이나 유해 화학물질이 먹이사슬에 따라 상위 영양 단계로 갈수록 체내에 더 많이 쌓이는 현상
[11] 상반되는 2가지 요인이 동시에 작용하여 그 효과를 서로 상쇄시키는 작용

각화증), 위장관질환, 심혈관질환, 호르몬 조절 억제, 말초신경병증, 호흡곤란과 기타 호흡기 증상 등과 관련이 있다. 특히 영양결핍이 있거나 영아에서 위험성이 높다(Bhattacharya 등, 2006).

비소가 혼입된 식수에서 철 농도가 높으면 비소 중독 증상이 더 심하게 나타난다. 만약 망간이 철과 비소와 함께 높은 농도로 존재하면, 상황은 최악이다. 철과 망간은 흔히 함께 존재한다. 이들을 제거하기 위해 사용하는 수처리 방식은 나노여과, 역삼투, 흡착 등이다. 만약 물에서 비소를 제거하기 위해 역삼투 방식을 사용한다면 비산염(arsenate)을 98% 이상 감소시킬 수 있으나, 칼슘과 마그네슘 같은 다른 중요한 미네랄도 함께 제거되므로 현재 비소를 제거하기 위해 역삼투 방식은 사용하지는 않는다. 비소의 허용기준은 10μg/L이하다(WHO, 2011).

3. 수은(Hg)

하루 평균 수은 섭취량은 대략 2~20μg 정도인 것으로 추정한다(WHO, 1996a). 메틸수은이 오염된 식품 섭취는 메틸수은 중독을 일으켜 신경학적 이상을 유발할 수 있고, 모체를 통해 메틸수은에 노출된 태아는 성장하면서 발달장애를 겪을 수 있다(Bensefa-Colasa 등, 2011). 고농도 무기 수은에 노출되면 피부발진과 피부염, 급격한 감정 변화, 정신 이상, 기억력 감소, 근육 약화, 위장관과 콩팥 손상 등을 일으킨다(US EPA 2013b).

지하수와 지표수에서 자연적으로 발생하는 수은 농도는 0.5μg/L 이하로서(Aastrup 등, 1995), 자연 상태에서 마시는 물을 통한 인체의 수은 노출은 아주 미량에 불과하다. 그러므로 수은 중독은 대부분 식품 오염을 통해 일어난다고 볼 수 있다. 하지만 일본 이즈 오시마 섬의 우물은 잦은 화산활동으로 수은 농도가 최고 5.5μg/L가 보고된 적이 있었다(Magara 등, 1989). WHO에서 마시는 물의 수은 허용기준은 6μg/L 이하다.

4. 시안(CN)

호흡과정에서 시안(CN)은 산소 대신에 헤모글로빈과 결합하여 사망에 이르게 할 수 있다. 급성 중독은 경구 섭취 후 수 분 내에 발생하고, 증상으로는 불안, 빠른 호흡, 두통, 경련과 다른 신경학적 장애, 그리고 혼수 등을 일으킨다(Hamel, 2011).

정상적으로 시안은 마시는 물에서 발견되지 않는다. 하지만 시안이 혼입된 물 음용을 통해서 시안에 장기간 노출되면 갑상선, 신경계 등에 부정적 영향을 미칠 수 있고, 체중 감소와 당뇨병 등을 일으킬 수 있다. 명확한 기준이 설정되어 있지는 않으나, 0.5mg/L정도의 단기 노출은 안전한 것으로 판단한다(WHO, 2011). 미 환경보호국(2013)은 0.2mg/L로, WHO(2011)와 EU(2011)는 50μg/L 이하를 허용기준으로 설정하고 있다.

5. 암모늄(NH_4^+)

암모니아(NH_3)/암모늄(NH_4^+)은 인체에서 생성되는 대사산물로서 산-염기 조절에 작용하다. 하루 섭취량은 대략 18mg 정도다(WHO, 1996b). 암모늄 과량 섭취(33.7mg/kg/day)는 산혈증(acidosis), 당불내성(glucose intolerance), 인슐린에 대한 조직 민감성 감소 등을 일으킨다(US EPA 1989). 또한 골량 감소, 칼슘 농도 감소, 혈액 pH 감소 등도 일으킬 수 있다(WHO, 1996b).

지하수의 정상 농도는 0.2mg/L 이하다. 유기물이나 철분이 풍부한 물에서는 암모늄(NH_4)농도가 3mg/L까지 증가할 수 있다(Dieter and Moller, 2011). 하지만 대부분 암모늄 수치가 높게 나타나면 세균, 하수, 동물 분뇨 오염을 의심한다. 암모늄 수치가 1.5mg/L 이상으로 증가하면 아질산염 증가를 일으킬 수 있다. 유럽연합(EU)의 허용기준치는 0.5mg/L 이하다(EU, 2011).

6. 질산염(NO_3^-)

질산염(NO_3^-)은 질소순환[12](nitrogen cycle) 과정의 한 부분이고, 대변과 소변의 암모늄이 산화되었을 때 형성된다(Bowman and Russell, 2006).

---

[12] 생태계의 물질 순환 중에서 탄소 순환 못지않게 중요하며, 생태계에서 질소가 생물적 요소와 비생물적 요소 사이에서 순환하는 것을 말한다.

질산염은 물에 쉽게 용해되기 때문에 분뇨 구덩이와 농경지의 무기 비료에서 흘러나온 빗물이 지하수를 오염시켜 질산염 수치를 허용기준치인 50mg/L 이상으로 증가시킬 수 있다. 분유를 먹이는 영유아에서 질산염 농도가 높은 물을 사용할 경우 영유아에게 위험할 수 있다. 질산염은 영유아의 위에서 아질산염(NO_2-)으로 환원될 수 있다. 적혈구 내 헤모글로빈은 2가 철(Fe^{2+})이지만, 질산염과 아질산염이 많은 경우 헤모글로빈 내 2가 철(Fe^{2+})이 3가 철(Fe^{3+})로 전환되어 '메트헤모글로빈(methemoglobin)'을 형성한다. 이것은 혈액의 산소 운반 능력 감소시켜 청색증('blue-baby' syndrome)을 일으킬 수 있다(WHO, 2003b). 또한 다수의 연구에서 마시는 물에 질산염 수치가 증가하는 경우 설사를 일으킬 수 있다고 경고한다. 더욱 심각한 것은 암 일으킬 수도 있다(Gupta 등, 2001). 단기간 허용기준치는 50mg/L 이하다(WHO, 2011).

7. 아질산염(NO_2-)

아질산염은 가공식품, 특히 가공육 등의 식품 보존제[13]로 사용된다(Bowman and Russell, 2006).

---

[13] 식품에 발생하는 세균 가운데 보툴리누스균과 살모넬라균의 증식을 방지하기 위한 식품첨가물. 육류 가공식품인 베이컨, 햄, 소시지에 쓰이는 아질산나트륨과 질산나트륨은 식물 성분과 결합하여 발암성 물질 니트로소아민을 미량 발생시킨다.

혐기성[14] 조건에서 질산화 세균(nitrifying bacteria)에 의한 질산화 작용[15](nitrification)으로 아질산염 수치는 일반적으로 0.2~1.5mg/L 정도로 증가할 수 있다. 메트헤모글로빈 형성과 관련해서 아질산염은 질산염보다 10배 더 강력하다. 클로라민 처리[16](chloramination) 시 부산물로 질산염이 더 흔하게 생성되지만 아질산염도 형성될 수도 있다. 아질산염 농도가 매우 높은 경우 질식을 일으킬 수도 있다(WHO, 2003b). 분유 수유 영아에서 '메트헤모글리빈혈증(methemoglobinemia)'을 예방하기 위한 마시는 물의 아질산염 허용기준치는 3mg/L 이하로 정하고 있다(WHO, 2011). 유럽 연합(EU)의 허용기준은 0.5mg/L 이하다.

8. 카드뮴(Cd)

카드뮴은 지각에서 아연과 함께 존재한다(Warfvinge, 1998). 카드뮴은 고콜레스테롤혈증을 유발할 수 있고(Bordas and Gabor, 1982), 콩팥에 축적되므로 고용량 섭취하면 콩팥에 문제를 일으킬 수 있으며(Eklund and Oskarsson, 1999), 혈압을 상승시킬 수도 있다. 카드뮴은 사람에서 암을 일으킬 가능성이 있다(WHO, 2011). 체내에

---

14) 산소가 없거나 아주 희박한 곳에서도 살 수 있는 성질
15) 질산화 세균에 의해 암모늄염이 아질산염을 거쳐 질산염으로 전환되는 과정
16) NH_2Cl, $NHCl_2$, NCl_3와 같은 클로라민에 의해 물이 소독되는 것을 말하고, 클로라민은 수돗물을 처리하는 과정에서 염소와 암모니아의 반응으로 발생된다.

철이 충분히 있으면 카드뮴의 흡수와 저장을 감소시킨다(Bunker 등, 1984). 카드늄은 모발검사로 검출할 수 있다(Medeiros and Pellum, 1984). 일반적으로 하루 섭취량은 10~35μg 정도이며 체내 주요 섭취 경로는 흡연이다(WHO, 2011).

마시는 물에 카드뮴이 혼입되어 있다면 원인은 비료, 아연도관(galvanized pipes), 납땜과 피팅의 노후화 때문이다. 마시는 물에 혼입된 카드뮴은 신장 질환 등의 건강문제를 일으킬 수 있다(Eklund and Oskarsson, 1999). WHO 허용기준은 3μg/L이하이며 유럽연합(EU) 허용기준은 5μg/L이하다.

9. 브롬산염 (BrO_3)

강력한 산화 물질로서, 신체 여러 부위의 점막과 피부를 자극하고, 주요 표적 장기는 신장이다(WHO, 2005). 인간에서 암을 일으킬 가능성이 있다(WHO, 2011).

마시는 물에서 일반적인 농도는 2~16μg/L 정도다(WHO, 2011). 마시는 물에서 브롬산염은 오존 살균 시 부산물로 형성되기도 한다. 브롬산염이 허용량의 1,000배 이상 혼입된 물을 마시는 경우 기침, 인후통, 구토, 설사 등을 일으키며, 잠재적 발암물질로도 알려져 있다(NYSDH 2013). 브롬산염은 트리할로메탄(THM)을 형성하기도 한다.

잠정 허용기준은 10µg/L이다(WHO, 2011 & EU, 2011).

10. 알루미늄(Al)

평균적인 하루 섭취량은 3~14mg정도인 것으로 추정한다. 알루미늄은 주로 신장에 축적된다.

마시는 물에 혼입된 알루미늄은 알츠하이머병과 기타 치매 등의 신경학적 질병과 관련되어 있다는 증거들이 있다(Flaten 2001; Martyn 등, 1989). 허용기준은 0.2mg/L다(EU, 2011).

11. 안티몬(Sb)

안티몬은 아주 희귀한 원소로서 발암성을 지닌 것으로 의심되나, 아직 안티몬이 혼입된 물 음용으로 암 발생이 입증된 사례는 없다. 생식기에 부정적 영향을 미치는데(WHO, 2003a), 여성에서 월경 장애, 성적 행동 변화, 불임, 사춘기 시작 연령의 변화, 임신기간의 변화, 수유 문제, 폐경 시작 연령의 변화, 임신 합병증 등을 일으키고, 남성에서는 정자의 모양과 수에 문제를 일으킨다.

마시는 물의 안티몬 농도는 대체로 1µg/L 이하다. 하지만 탄광의 산성 오수, 석유정제, 내화물 제조 등으로 오염된 지역에서는 100µg/L

을 넘을 수도 있다. WHO 허용기준은 20µg/L 이하이며, EU 허용기준은 5µg/L 이하다(WHO, 2011; EU, 2011).

12. 바륨(Ba)

하루 평균 섭취량은 300µg 정도다(WHO, 1998). 바륨 과량 섭취는 심혈관 문제를 일으키고(Perry 등, 1989) 혈압을 상승시킨다(US EPA, 2013b).

마시는 물에 혼입된 바륨은 일반적으로 암반에서 유래하고, 농도는 대부분 100µg/L 이하다. 하지만 최고 15mg/L까지 보고된 바 있다(Flaten, 1991). 마시는 물에서 바륨 수치 증가는 위장관 질환 및 심혈관 질환과 관련성이 있다(Ohgamia 등, 2012). WHO 허용기준의 10배 이상의 바륨이 혼입된 물을 쥐에게 주었을 때, 중증 난청이 발생했다(ATSDR, 2005). 허용기준은 0.7µg/L 이하다(WHO, 2011).

13. 베릴륨(Be)

효소에 나쁜 영향을 주고 인체 내 모든 장기에 손상을 가하고, DNA 복제에 관여해서 유전자 돌연변이를 일으킨다. 직업적 노출 시 암, 특히 폐암을 일으킨다(NAP, 2013). 하루 평균 섭취량은 400µg 정도다(WHO, 2013).

최대 오염 기준(maximum contaminant level, MCL)을 초과해서 혼입된 물을 수년간 마신다면 장 손상이 발생할 수도 있다(US EPA, 2013). 일반적으로 마시는 물의 베릴륨 농도는 0.005~2.7μg/L로 매우 낮다(WHO, 2011). 아직 허용기준이 마련되지는 않았으나 WHO에서는 12μg/L 이하로 제한하고 있다(WHO, 2011).

14. 방사능 물질

자연 방사능 물질(Naturally Occurring Radioactive Materials, NORM)들은 특정 암석에 존재한다. 물에서 주로 발견되는 방사능 물질로는 라듐(Ra), 토륨(Th), 우라늄(U) 등이 있다. 실외 '배경 방사선[17](background radiation)'은 연간 약 1mSv[18]이고, 실내 환경에서는 연간 2mSv 정도다(Ek 등, 2008). 방사능 노출의 급성 증상은 오심, 구토, 설사, 출혈, 혼수 등이고 최악의 경우 사망에 이를 수도 있다. 물론 마시는 물 때문에 이런 급성 증상이 나타나는 경우는 극히 드물다. 하지만 마시는 물을 통해 장기간 노출 시 다양한 종류의 암이 발생할 수 있다(Brenner 등, 2003).

---

17) 자연 방사선이라고도 하며, 환경의 자연 방사선. 대부분의 자연 배경 방사선은 우주 공간으로부터의 방사선과 칼륨, 우라늄, 토륨과 같은 자연 방사성원소들로부터 나온다.
18) 밀리시버트(mSv)는 방사능이 인체에 미치는 영향을 나타낼 때 쓰는 단위다.

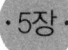

수분섭취 부족과 질병

수분섭취 부족은 암을 포함한 다양한 만성질환의 원인이다.
그런데 수분섭취 부족은 의외로 단순한 이유때문에 발생한다.

탈수는 구토와 설사가 심한 경우, 열이 나는 경우, 지나치게 땀을 흘리는 경우, 당뇨병, 이뇨제 사용으로 인한 소변 배출량 증가 등 다양한 원인이 있다. 하지만 탈수는 의외로 단순한 이유 때문인 경우가 흔한데, 바로 충분한 수분섭취 부족이다.

경미한 탈수 범위에 속하는 체중의 1~2%(체중 70kg인 성인의 경우 0.7리터에서 1.4리터 사이)에 해당하는 탈수에서조차 심각한 인지장애(각성, 집중력, 단기 기억)와 신체활동능력(지구력, 운동 기술)에 장애를 일으킨다는 사실이 최근 연구들을 통해 밝혀졌다(Ritz and Berrut, 2005, Shirreffs, 2005). 지금부터 만성탈수 위험이 높은 경우와 만성탈수 위험을 증가시키는 요인들에 대해서 알아보자.

만성탈수 위험이 높은 사람들

모든 사람들은 탈수 위험에 노출될 수 있다. 하지만 다음과 같은 사람들은 탈수에 노출될 가능성이 더 높다.

1. 영아와 아동

만성탈수는 특히 영아에서 취약하다. 영아의 수분함량은 체중의 75%로 성인에 비해 더 많다(D'Anei et al, 2006). 하지만, 영아가 성인에 비해 수분과 전해질 불균형에 더 취약한 이유는 체중에 비해 체표면적이 크고, 용질 배설과 소변 농축 능력이 부족하고, 갈증을 표현하는 능력이 미숙하고, 기초 대사량이 높기 때문이다(Gorelick et al, 1997). 또한 발열, 심한 설사와 구토 등을 경험할 가능성이 높기 때문에 탈수에 더욱 취약하다. 아울러 농축된 분유 사용도 탈수 위험을 증가시키는 요인으로 작용한다. 참고로 6개월 미만의 영아에서 수분 섭취량은 하루 0.7리터가 적절하다(D'Anei et al, 2006).

2. 노인

노인에서 탈수의 흔한 원인은 수분섭취 감소와 수분소실 증가 때문이다(Phillips et al., 1984). 나이가 들수록 당뇨병, 치매 등과 같은 만성 질환, 그리고 이뇨제나 완하제(laxative) 같은 약물 사용이 증가한다. 고혈압을 조절할 목적으로 사용하는 이뇨제와 당뇨병은 소변 배설량을 증가시키고, 치매는 물 마시는 것을 어렵게 만들고, 변비 치료에 사용하는 완화제는 대변을 통한 수분 배출량을 증가시켜 만성 탈수를 악화시킬 수 있다. 또한 음식 섭취 감소는 음식물 내에 함유된 수분섭취 감소로 이어지고 만성탈수의 원인을 제공한다.

또한, 노인들이 물을 턱없이 적게 마시는 이유는 갈증신호가 둔화되어 있기 때문이다. 실제로 몸에 수분이 부족해도 갈증을 느끼지 못한다는 뜻이다. 이 외에도 노인은 거동 장애, 시력 저하, 연하곤란, 인지 장애와 이와 관련된 약물 복용 등으로 물을 마시는 행동이 어려울 수 있다. 또한 요실금과 빈뇨에 대한 두려움 때문에 일부 노인들은 물을 마시는 것을 꺼리기도 한다.

3. 만성 질병을 앓고 있는 사람들

혈당 조절이 어렵고 치료가 잘되지 않는 당뇨병을 가진 사람들은 탈수 위험이 높다. 특히 자신이 당뇨병이 있는지를 알지 못하는 사람들은 탈수 위험이 더 높다. 혈당 수치가 너무 높으면 인체는 과잉의 당을 소변을 통해 제거하려고 한다. 그러므로 당을 제거하기 위해 화장실을 더 많이 갈수록 탈수는 더 심해진다. 만약 당뇨병 환자가 갈증이 자주 나거나 소변 횟수가 증가한다면 탈수를 예방하기 위해서도 혈당 조절이 잘 되고 있는지 확인해 보는 것이 좋다. 또한 신장질환이 있는 사람들은 소변량을 증가시키는 약물, 즉 이뇨제를 장기적으로 복용하므로 탈수에 노출될 가능성이 높다. 심지어 감기나 편도선염이 있는 경우 음식을 삼키거나 물을 마시는 것이 어려울 수 있기 때문에 탈수 위험이 높다.

4. 야외에서 장시간 노동이나 운동을 하는 사람들

무덥고 습도가 높은 날, 장시간 야외 활동은 과도한 땀 배출로 인해 탈수 위험을 증가시킨다. 또한 대기 중 높은 습도가 분비된 땀의 증발을 막아 상승된 체온을 식혀 주지 못해서 열사병의 위험도 함께 증가시킬 수 있다.

만성탈수 위험을 증가시키는 요인들

1. 월경

지금 월경 기간이라면 추가로 물 한잔을 더 마셔라. 에스트로겐과 프로게스테론은 인체 수화 상태에 영향을 준다. 월경 주기 동안 오르락내리락하는 에스트로겐과 프로게스테론이 월경전 증후군을 일으키듯이 탈수도 일으킬 수 있다.

월경 기간에는 에스트로겐 수치가 급감한다. 에스트로겐(E2) 수치가 20pg/mL 이하로 감소하면 인체의 수분 보유 능력이 감소하고(Dr. Rob Kominiarek) 적절한 체온 조절이 어려워 열감을 느낄 수도 있다. 또한 일부 여성에서 경험하는 월경 과다는 체내 수분 함량 감소를 악화시킬 수 있다.

2. 폐경기와 폐경 주변기

호르몬의 급격한 변화는 안면홍조와 야간 발한을 일으켜 수분소실을 증가시킨다. 체내 수분부족은 노화, 특히 피부 노화(주름, 처짐)를 더욱 악화시킨다. 흥미로운 것은 물을 많이 마실수록 안면홍조와 야간 발한은 줄어들 가능성이 많다. 당신과 당신이 알고 있는 누군가가 폐경 주변기 혹은 폐경기에 놓여 있다면 야간발한과 안면홍조를 줄이고 신체의 적절한 기능 유지를 위해 충분한 물을 마시고 이를 권하라.

3. 임신

임신 동안 태아에게 산소와 영양소를 공급하기 위해서 혈액량과 심박출량이 증가한다. 그러므로 임신 중 수분 요구량이 증가하는 것은 당연하다. 그러므로 임신 기간 평소대로 물을 마신다면 탈수 위험이 증가할 수밖에 없다. 더군다나 입덧으로 인한 오심과 구토는 수분섭취를 어렵게 만들고 수분소실을 악화시킨다. 만약 당신이 심한 입덧으로 고통받고 있다면 임신으로 인한 당연한 결과라고 받아들여서는 안 된다. 탈수를 예방하기 위해 즉시 의사를 찾도록 해라.

4. 모유수유

모유의 90%는 물이다. 모유수유는 당신의 체내 수분 보유량을 감소시킬 수 있다. 만약 모유 생산에 문제가 생긴다면 먼저 수분섭취량을 늘려라. 심한 탈수의 징후일 수 있다.

5. 스트레스

당신이 스트레스를 받으면 부신은 스트레스 호르몬을 분비한다. 그런데 당신이 지속적이고 반복적인 스트레스에 놓여 있다면, 당신의 부신은 피로해져 호르몬 분비에 경고등이 켜질 것이다. 이런 상태를 '부신 부전(adrenal insufficiency)'이라고 한다. 그런데 부신은 '알도스테론'이라는 또 다른 호르몬도 분비한다. 이 호르몬은 인체 수분과 전해질 균형을 조절하는 중요한 역할을 한다. 만성 스트레스로 인한 '부신 피로(adrenal fatigue)'는 알도스테론 분비 감소로 이어져 만성탈수 위험을 높인다. 지금 여러 가지 이유로 스트레스를 받고 있다면 물 한잔을 마실 수 있는 여유를 가져라.

6. 과민성대장증후군

'과민성대장증후군'이라는 질병 자체는 심각하지 않지만 만성적인 설사 때문에 만성탈수 위험이 증가한다. 더군다나 이 질병을 앓고 있는 사람들은 증상을 악화시킨다고 생각하는 음식을 피하려는 경향이 있어 수분함량이 높은 식품 섭취를 꺼려 탈수 위험을 가중시킬 수 있다.

7. 운동

흔히 탈수는 장거리 마라톤 선수에서만 발생한다고 알고 있겠지만,

땀을 흘리는 모든 운동에서는 수분 소실이 일어날 수 있다. 땀으로 배출되는 수분보다 마시는 수분이 적은 경우 짧은 시간 동안은 문제가 되지 않지만 장기간 반복되면 탈수 위험에 노출될 수 있다. 운동을 시작하기 전에 체중을 재고 운동 후 감소된 체중만큼 혹은 그 이상 수분을 섭취하도록 해라. 다시 말해 운동 후 1kg이 감소되었다면(당연히 수분 감소로 체중을 감량할 목적은 아니지만) 1리터의 수분을 보충해라. 이때 전해질도 함께 보충해야 한다.

8. 음주

과음 후 숙취를 얘기하려는 것이 아니다. 가벼운 음주조차도 체내 수분을 고갈시킬 수 있다. 왜냐하면 알코올은 화장실을 더욱 자주 가게 만들기 때문이다. 알코올은 항이뇨호르몬을 억제한다. 이 호르몬이 억제되면 당신이 마신 물이 빠른 시간 내에 방광에 자리하도록 만들어 탈수 위험을 높인다. 더욱 문제가 되는 것은 알코올이 초기 탈수 신호인 갈증과 피로를 느끼지 못하도록 만든다.

9. 처방약물

당신이 처방받은 약물의 부작용을 한번 확인해 보라. 다수의 약물들이 소변 배출량을 증가시키고 탈수 위험을 증가시키는 이뇨 작용을 한다. 대표적인 예로는 항고혈압제제, 완하제 등이 있다.

탈수로 인한 증상

경미하거나 중등도 탈수 시 나타나는 증상들로는 입이 마르고 침이 끈적끈적해지고, 졸음과 피로감, 갈증, 소변량 감소, 근력 약화, 두통, 어지러움 등이 있으며, 심한 급성 탈수 시에는 매우 심한 갈증을 느끼고, 성인의 경우 예민해지거나 정신착란이 나타날 수 있고, 영아와 아동에서는 심하게 보채거나 늘어지고, 구강, 피부, 점막의 심한 건조, 현저한 소변량 감소 및 소변 색깔이 짙은 황색 혹은 갈색, 푹 꺼진 눈, 탄력이 없고 쪼글쪼글하고 건조한 피부, 저혈압, 빈맥, 발열, 심지어 섬망 혹은 의식 상실까지 나타날 수 있다(Mayo Clinic, 2008).

탈수 정도를 어떻게 알 수 있을까?

만약 당신이 만성탈수 상태에 놓여 있다면 저혈압을 가지고 있을 가능성이 있다. 특히 일어설 때 혈압이 떨어지는 '기립성 저혈압'이 나타나고, 평상시보다 심박동이 빨라지고, 사지로 가는 혈액량이 감소하여 손발이 저리거나 차다.

1. 피부 긴장도 검사(skin turgor test)

피부를 당겨서 놓았을 때 피부가 원래대로 돌아가는 능력을 보는 검사로서 탈수 정도를 평가하는 데 도움이 된다[그림5].

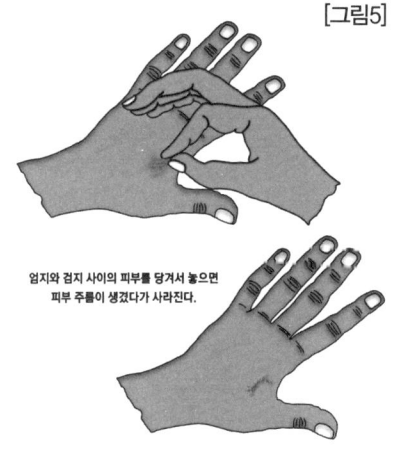

[그림5]

엄지와 검지 사이의 피부를 당겨서 놓으면 피부 주름이 생겼다가 사라진다.

- 피부가 즉시 돌아가면 양호
- 2초 이내로 돌아가면 경미한 탈수가 있음을 의미한다.
- 원래대로 돌아가는데 2~10

5장 : 수분섭취 부족과 질병

초 정도 걸리면 중등도 탈수가 있음을 의미한다.
- 10초 이상 걸리면 심한 탈수를 의미한다.

2) 소변 색깔

탈수 정도가 심해질수록 소변 색깔이 짙어진다. 아래 그림의 '소변 색깔 차트'를 활용하면 탈수 유무 및 탈수 정도를 평가하는 데 도움이 된다[그림6].

[그림6] 소변 색깔 차트
(International Journal of Sport Nutrition, vol. 8, 1998, p.345~355)

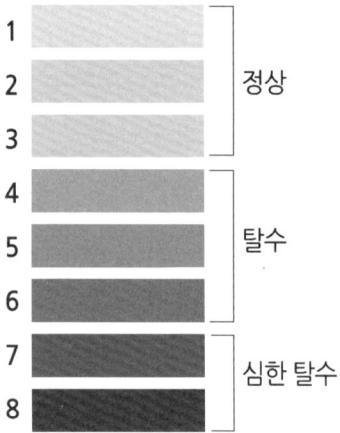

만성탈수와 질병

1. 만성탈수로 인한 인체의 다양한 기능 장애

물은 인체에서 소화, 흡수, 배설, 운반, 조절, 유지 등의 중요한 기능을 수행한다. 장기간의 수분섭취 부족은 인체 내 수분함량 감소를 일으켜 위의 6가지 기능에 심각한 영향을 미칠 수 있다. 2장으로 돌아가서 '물의 다양한 기능'을 다시 한번 읽으면서, 6가지 기능 뒤에 '장애'라는 단어를 붙여봐라(예를 들어 소화'장애', 흡수'장애', 배설'장애', 운반'장애', 조절'장애', 유지'장애'). 그리고 6가지 장애로 인해 당신 몸이 겪게 될 문제점들을 한번 상상해보라.

2. 수분섭취량과 배설량 불균형으로 인한 장애

그리고 인체는 적정한 체액량을 보유하기 위해 수분섭취량과 수분배설량의 균형을 유지한다. 앞서 1장 '수분 균형'에서 설명했듯이, 만약 수분섭취 부족으로 체액량이 경계수준 이하로 감소하면 이를 보상하기 위해 소변, 대변, 그리고 피부 증발과 호흡을 통한 수분소실량을 줄인다. 그 결과 농축된 소변, 변비, 피부 건조 및 다양한 피부 질환, 그리고 천식 등과 같은 호흡기 질환 등에 노출될 위험성이 증가할 수 있다.

3. 만성탈수와 관련된 기타 질병

A. 혈압 상승

탈수로 인한 혈액량 감소는 대동맥궁과 경동맥궁에 위치한 압력 수용기를 자극하여 그 신호를 교감신경으로 전달한다. 교감신경 자극은 콩팥의 수입세동맥과 기타 혈관을 수축시킨다. 또한 혈액량 감소는 콩팥의 밀집반(macula densa) 세포들을 자극하여 레닌-안지오텐신-알도스테론 시스템을 활성화시킨다. 교감신경 자극과 레닌-안지오텐신-알도스테론 시스템 활성화는 혈압을 상승시킨다.

그리고 탈수로 인한 혈액량 감소는 시상하부의 삼투압 수용체에도 전달된다. 시상하부는 이 정보를 다시 뇌하수체 후엽으로 전달하여 '항이뇨호르몬'(혹은 '바소프레신')을 분비를 촉진시킨다. '항이뇨호르몬'은 '바소프레신'이라고도 부른다. '바소프레신'은 두 가지 중요한 기능을 한다. 첫째 콩팥에서 나트륨은 제외하고 물을 재흡수한다. 두 번째로 세동맥(arterioles)을 수축하여 말초혈관 저항을 증가시키고 동맥압을 증가시킨다

(Marieb E, 2014; Caldwell HK 등, 2006).

바소프레신은 탈수로 인해 혈액량 감소에 비례해서 분비량이 증가한다. 혈액량이 20% 감소할 때까지는 바소프레신 분비량이 서서히 증가하면서 콩팥에서 수분 재흡수에 관여한다. 하지만 혈액량이 그 이상 감소하면 바소프레신 분비량이 급격히 증가하고 강력한 혈관 수축제로 작용한다[그림7].

[그림7] 혈액량과 바소프레신 분비량의 상관관계

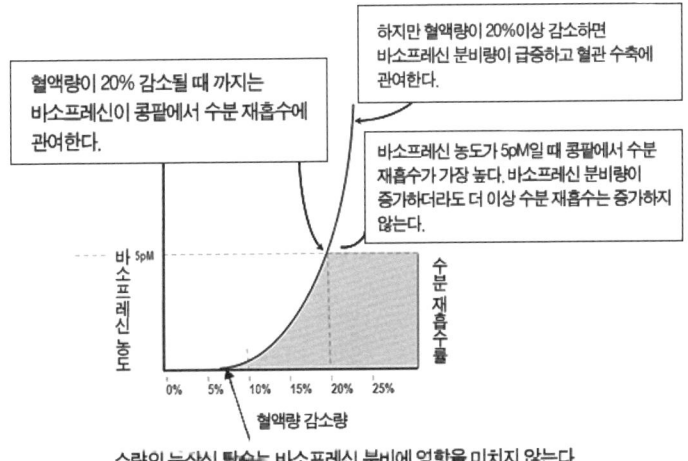

심한 급성 탈수 외에도, 경미하거나 중등도의 수분결핍이 장기간 지속되는 경우에서도 인체는 부족한 수분, 즉 혈액량을 보상하기 위해 혈관을 수축시켜 만성 고혈압이 발생할 수 있다

(F. Batmanghelidgi, 2008).

인체의 요구량을 충족시킬 정도로 충분한 수분을 마시지 않는다면 일부 세포들은 탈수상태에 놓이게 되는데, 이는 혈액량 감소를 막기 위해 세포에서 빠져나온 일부 수분이 혈액순환으로 흘러 들어가기 때문이다. 또한 혈액량 감소에 대한 여유분을 확보하기 위해 일부 지역의 모세혈관 망을 폐쇄시킨다. 만성탈수 시 체내 수분 고갈의 66%는 세포 내에서 발생하고, 26%는 세포 밖에서, 그리고 나머지 8%는 혈액에서 발생한다. 8%의 혈액량 감소에 대처하기 위해 인체는 혈관을 수축시키는 방법 외에는 다른 선택의 여지가 없을 것이다[그림8].

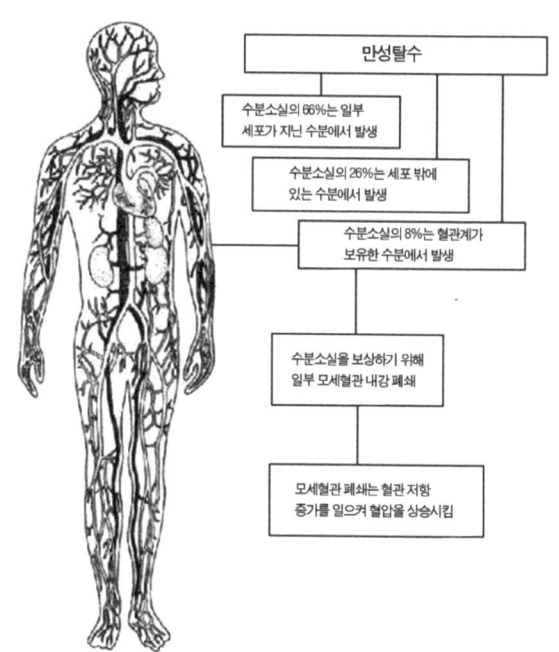

[그림8] 만성탈수와 체액의 우선적 분배과정

전신 혈관계는 혈관 내경의 선택적 폐쇄로 인해 혈액량 감소에 적응한다. 혈액량 감소의 주된 원인은 체액 소실 혹은 갈증신호 둔화로 인한 불충분한 수분공급 때문이다(F. Batmanghelidj, M.D. Your body's many cries for water, 3rd edition).

B. 관절염

뱃맨갤리지(F. Batmanghelidgj) 박사는 그의 저서 〈Your body's many cries for water〉에서 관절염과 관절통증은 관절을 감싸는 연골의 수분결핍 때문에 발생한다고 주장한다.

관절 내에서 뼈를 감싸는 연골은 충분한 물을 함유하고 있어, 관절 운동 시 마찰을 줄이고 연골 표면이 부드럽게 미끄러지도록 돕는다. 이때 접촉된 일부 연골세포들은 닳아서 벗겨지고 새로운 연골세포로 대체된다. 연골 내 수분이 충분한 경우에는 마찰로 인한 손상이 거의 발생하지 않지만, 수분이 부족한 경우에는 연골이 더 많이 닳고 더 많이 손상된다. 연골의 재생속도와 손상되는 속도는 관절 건강에 중요하다.

뼈 내부로 들어온 혈관은 연골보다는 활발하게 성장하는 혈구들이 있는 골수에 더 많은 수분을 공급한다. 그 지역으로 더 많은 수분을 공급하기 위해 혈관이 확장되는 과정에서 뼈 내의 단단한 구멍을 통해 들어가는 분지(分枝)혈관은 충분히 확장될 수 없다. 그러므로 이 싱로롤 통해서는 연골세포들이 충분한 수분을 공급받을 수 없다. 연골조직은 수분을 공급받기 위해 다른 경로, 즉 관절낭을 통한 경로를 선택할 수밖에 없을 것이다. 이때 연골손상은 더 많은 물과 영양소 공급을 요구한다. 만약 관절낭으로 가는 혈관이 충분히 확장되지 않는다면 연골조직은 필요한 수분을 공급받지 못해 손상된 연골의 재생은 더욱 어려워질 것이다. 이때 혈관 우회로를 조절하는 신경은 통증 신호도 함께 발생시킨다.

처음에 이 통증은 관절이 압력을 견뎌낼 정도로 연골이 충분히 수화되지 않았음을 알리는 신호로 작용한다. 그러므로 이런 유형의 통증은 통증 부위의 연골이 충분히 수화될 수 있도록 수분섭취만 증가시키더라도 통증이 사라질 수 있다. 왜냐하면 우회로가 아닌 정상적인 뼈 내부를 통한 경로만으로도 충분한 수분을 공급받을 수 있기 때문이다. [그림9]와 [그림10]은 이런 관점을 이해하는 데 도움이 될 것이다.

뱃맨갤리지 박사는 관절낭의 부종과 통증은 그곳으로 혈액을 공급하는 혈관의 확장으로 인한 부종 때문이라고 주장한다. 관절 표면에는 모든 기능을 조절하는 신경종말이 위치한다. 수분 요구량 증가로 신경종말이 그 지역으로 더 많은 혈액순환을 지시할 때, 뼈 내부를 통과하는 혈관은 주위를 감싸고 있는 딱딱한 뼈 때문에 혈관 확장을 통해 혈액을 충분히 공급할 수 없다. 그래서 뼈를 통한 불충분한 혈액공급을 보상하기 위해 관절낭으로 공급하는 혈관을 확장시킨다. 하지만 이 우회로는 관절낭과 관절의 부종을 악화시켜 관절조직의 탈수와 손상을 더욱 악화시킨다. 결국 관절 표면의 탈수는 연골 전체의 심한 손상으로 이어진다.

[그림9] 관절연골의 수분공급

인체 내 수분공급이 적절한 경우 관절연골은 뼈를 통해 유입되는 동맥으로부터 충분한 수분공급을 받고 연골과 관절낭을 건강한 상태로 유지시킨다(F. Batmanghelidj, M.D. Your body's many cries for water, 3rd edition).

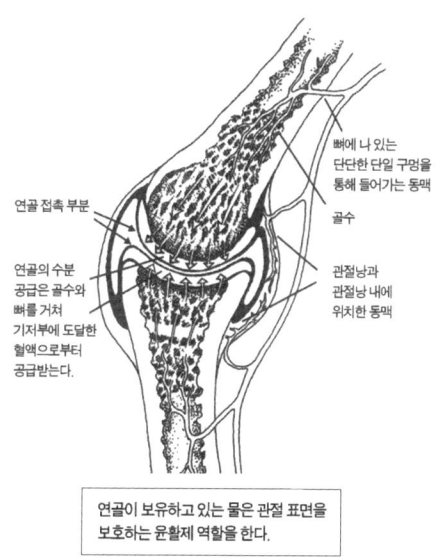

[그림10] 수분공급이 부족한 관절연골(가)과 수분공급이 충분한 관절연골(나)

(가) 탈수로 관절에 수분공급이 부족한 경우 관절강 내로 유입되는 동맥을 통한 수분공급을 선택한다. 그 결과 관절낭 내 혈관 확장으로 관절낭이 발갛게 부어오르고 수분과 백혈구가 관절강 내로 유입된다. 반면 뼈로 유입된 혈관을 통한 연골의 수분공급은 더욱 감소하여 연골이 손상된다.
(나) 수분공급이 충분한 관절은 뼈로 유입된 혈관을 통해 연골에 충분한 수분을 공급하므로 연골과 관절낭은 건강한 상태를 유지한다(F. Batmanghelidj, M.D. Your body's many cries for water, 3rd edition).

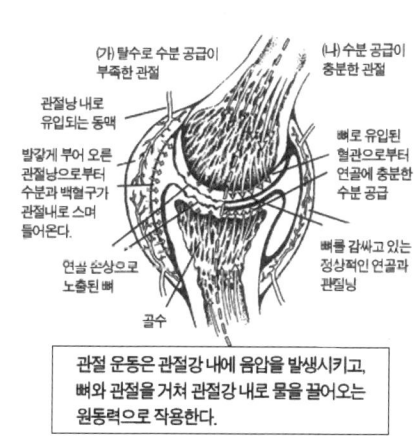

C. 요통

척추관절, 즉 척추사이관절(intervertebral joints)과 추간판은 수질핵과 척추뼈 표면을 덮고 있는 연골성종판(end plate cartilage)에 함유된 물의 수력학적 특성에 의존한다. 척추관절에서 물은 접촉면에서 윤활작용 외에도 신체 상부의 체중을 지탱하는 역할을 한다. 수질핵 내에 저장된 물이 신체 상부 체중의 75% 정도를 지탱하고 나머지 25% 정도는 섬유륜이 지탱한다[그림11]. 인체의 모든 관절은 물이 윤활제로서 작용하도록 디자인되어 있을 뿐만 아니라 체중에 의한 압력이나 근육의 움직임에 의해 발생하는 긴장에도 지탱할 수 있도록 만들어졌다.

대다수의 이런 관절들은 관절 움직임으로 간헐적인 음압이 발생하고, 이때 발생한 음압은 관절 내로 물 순환을 촉진시킨다. 그러므로 요통을 예방하기 위해서는 물을 충분히 마시고 척추관절에 간헐적 음압을 발생시켜 추간판 내로 물을 끌어올 수 있는 운동이 필요하다. 또한 운동은 많은 사람들에서 하부 요통의 주요 원인인 허리 근육의 경련을 완화하는 데 도움을 줄 것이다. 물론 올바른 자세도 당연히 중요하다.

D. 콩팥 결석

포티스와 순다람((Portis and Sundaram, 2001)은 콩팥 결석의 원인 인자로서 연령(어린이보다는 노인에서 잘 발생), 성별

[그림11] 추간판은 수질핵과 주위를 둘러싸는 섬유륜으로 구성되어 있다.

수질핵에 함유된 물은 인체 상부 무게의 75%를 지탱하고, 나머지 25%는 섬유륜이 지탱한다. 일단 탈수가 발생하면 인체 모든 부분이 고통받는다. 물론 추간판과 척추관절이 첫 번째가 된다. 이 중에서도 가장 많은 영향을 받는 부위가 요추 5번 추간판으로 대략 95% 정도를 차지한다(F. Batmanghelidj, M.D. Your body's many cries for water, 3rd edition).

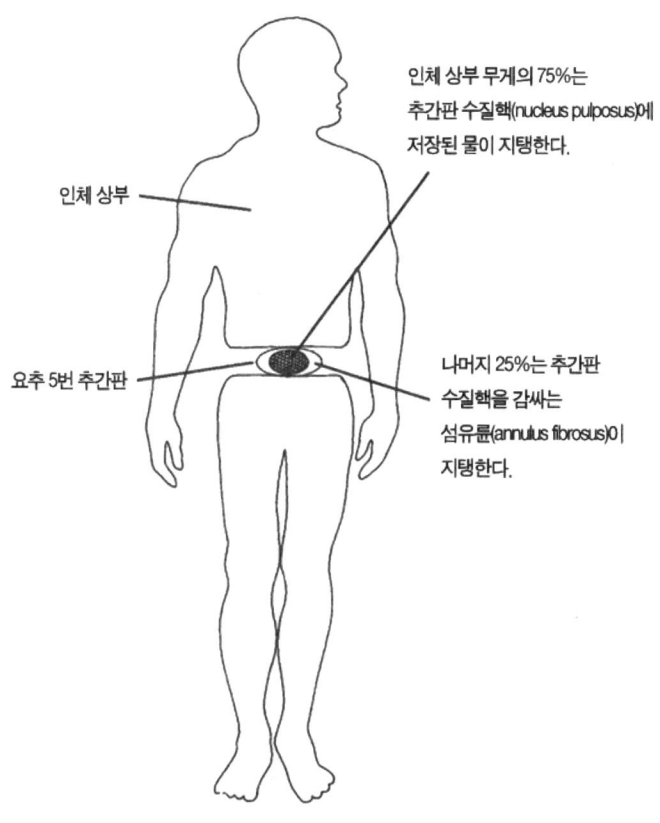

인체 상부 무게의 75%는 추간판 수질핵(nucleus pulposus)에 저장된 물이 지탱한다.

인체 상부

요추 5번 추간판

나머지 25%는 추간판 수질핵을 감싸는 섬유륜(annulus fibrosus)이 지탱한다.

5장 : 수분섭취 부족과 질병

(여성보다 남성에서 2~3배 이상 발생), 인종(아시아인보다는 백인에서 더 흔히 발생), 기후(무덥고 건조한 기후에서 잘 발생), 그리고 약물(심부전과 간경화 등에서 부종을 완화시킬 목적으로 사용하는 약물) 등을 열거하면서, 콩팥 결석 형성에 영향을 주는 가장 중요한 인자는 수분섭취 감소 때문이라고 강조했다(Portis and Sundaram, 2001). 그러므로 콩팥 결석을 예방하기 위해서는 수분과 식이 섬유 섭취를 늘리는 것이 좋고, 반면 칼슘은 적당히 섭취하고, 옥살산(맥주, 초콜릿 우유, 차, 과일 주스 등의 음료에 함유), 나트륨, 알코올 등의 섭취를 제한하는 것이 바람직하다(Hughes and Norman, 1992).

E. 암

방광암의 원인은 흡연과 방향족 아민(aromatic amines)의 직업적 노출 때문에 발생하는 것으로 알려져 있다. 방향족 아민은 산불과 콜타르에 의한 공기 오염의 주범이다. 하지만 수분섭취 감소도 방광암과 하부요로계 암 발생과 관련이 있다(Altieri, La Vecchia and Negri, 2003). 이 연구자들은 수분섭취 감소는 소변 내 발암물질 농도를 증가시키고 방광 점막 노출 시간을 증가시키기 때문이라고 주장했다.

직장 결장암은 소화계의 한 부분인 결장이나 직장에서 발생하는 암을 말한다. 소장에서 부분적으로 소화된 음식은 대장으로 내려가고 이곳에서 물과 나머지 영양소를 흡수한다. 남은 노폐물은 직장으로 내려가서 일정 시간 머문 뒤 몸 밖으로 배출된다.

대부분의 경우 직장 결장암은 수년에 걸쳐 서서히 발생한다. 하루 대변을 통해서 배설되는 수분량은 대략 80~200mL 정도다. 수분섭취량 감소는 대변 배출 시간을 지연시켜 직장 결장암 발생 위험을 증가시킬 수 있다. 이는 발암물질이 대장과 직장 점막 내 노출 시간이 증가하기 때문이다(Altieri, La Vecchia, and Negri, 2003).

F. 정신 수행 능력 장애

수분공급과 정신 수행 능력에 관한 연구는 아직 걸음마 단계에 있다. 하지만 수분공급 제한, 열피로(heat exhaustion) 등으로 체중의 2%(체중 70kg인 성인의 경우 1.4리터) 이상의 수분소실이 있을 때, 시각운동대응(visuomotor), 정신운동(psychomotor), 인지기능이 감소한다는 사실이 과학적으로 입증되었다(Grandjean and Grandjean, 2007).

G. 신체 수행 능력 장애

수분공급과 신체 수행 능력에 관한 논의는 이미 1800년대 후반부터 시작되었다(Murray, 2007). 그는 체액량이 정상 이하로 감소하면 중추신경계 활동, 심혈관 기능, 대사 작용, 그리고 체온 조절 기전 등이 억제될 수 있음을 주장했다. 체중의 2%를 초과하는 정도의 탈수는 위와 같은 부정적 결과를 초래한다. 당연한 얘기지만, 이런 결과들은 추운 환경보다 무더운 환경에서 더 심하게 나타난다.

· 6장 ·

수분섭취방법은?

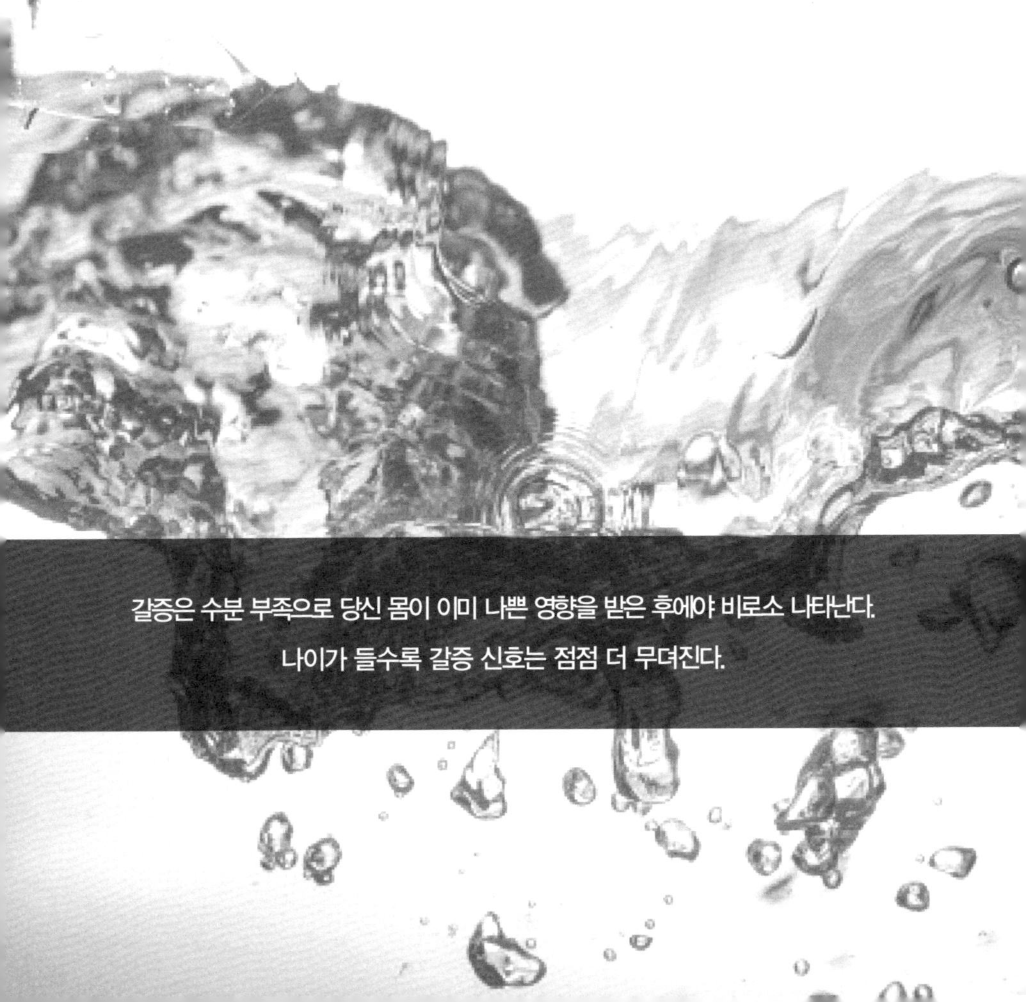

갈증은 수분 부족으로 당신 몸이 이미 나쁜 영향을 받은 후에야 비로소 나타난다.
나이가 들수록 갈증 신호는 점점 더 무뎌진다.

이제는 물이 생명과 최적 건강에 얼마나 중요한지 충분히 이해했을 것이다. 그렇다면 이렇게 중요한 물을 언제, 어떤 형태로, 얼마큼 마셔야 할까?

하루 수분섭취량에 대해서는 전문가마다 또는 정부와 단체마다 다양한 권고 기준을 제시한다. 1945년 미국식품영양위원회(FNB)는 1칼로리당 1cc의 수분섭취를 권장하였고, 아울러 이 정도의 수분량은 대부분 음식에 포함되어 있다고 주장했다. 요즘 전문가들은 성인들의 경우 한잔에 230cc 기준으로 하루 8잔 이상 마실 것을 권한다. 마찬가지로 영국 영양 협회도 8잔 정도에 해당하는 하루 1.8리터의 수분섭취를 권장한다. 미국국립연구위원회(United States National Research Council)는 하루 수분섭취량을 18세 이상 성인 남성은 3.7리터, 18세 이상 성인 여성은 2.7리터를 권장한다. 이 위원회의 권장량에는 마시는 물 이외에도 음료수, 그리고 식품에 함유된 수분을 모두 포함한 양이다. 미국국립의학연구소(Institute of Medicine)의 권장 수분섭취량은 남성은 3리터, 여성은 2.2리터, 임산부는 2.4리터, 그리고 수유부는 3리터의 수분이 필요하며, 수유부에서 더 많은 수분이 필요한 이유는 모유를 통해 잃어버리는 수분을 보충해주기 위해서라고 한다. 이중 약 20%는 음식을 통해서 섭취할 수 있으나 나머지는 물을 통해서 반드시 섭취해야만 한다고 주장한다.

또한 일부 전문가들은 마시는 물의 양은 활동량, 연령, 건강 상태, 환경적 요인에 따라 다양하므로 자신에게 적절한 양을 마시는 것이 중요하다고 역설한다. 또한 수분섭취에서 중요한 것은 수분 전해질 균형이다. 과도한 발한으로 전해질 소실이 심한 경우에는 지나친 수분 공급이 저나트륨혈증, 즉 물중독을 일으킬 수 있다. 이때는 전해질이 적절히 함유된 이온음료를 보충하는 것이 바람직하다고 충고한다.

하지만 권장하는 수분섭취량이 최소량인지 혹은 최적량인지, 그리고 언제 얼마큼 마시는 것이 좋은지에 대해서는 명확하지 않다. 그래서 지금부터 만성탈수로 인한 증상과 질병을 예방하고, 최적 건강에 이르기 위한 7가지 수분섭취 방법에 대해서 논의해보자. 여러분들도 따라해보기를 바란다.

1. 기상 직후 2~3잔의 물의 마셔라

당신은 아침 첫 소변 색깔을 관찰한 적이 있는가? 아침 첫 소변 색은 낮 동안의 소변 색보다 훨씬 더 짙다. 혹시 비교해 본 적이 없다면 오늘 당장 확인해 봐라. 물론 낮 동안에도 수분섭취를 거의 하지 않는 경우라면 아침 첫 소변과 다르지는 않을 것이다.

 잠을 자는 동안에도 호흡과 피부를 통해서 수분은 끊임없이 증발한다. 당신이 하루 8시간 잠을 잔다면, 물을 마시지 않는 시간이 하루 1/3에 해당한다. 잠을 자는 동안 물을 마실 수는 없고, 호흡과 피부를 통해 수분은 지속적으로 소실되기 때문에 수면 중 우리 몸은 수분부족에 시달릴 수밖에 없다. 그 결과 아침에 농축된 소변을 보는 것은 당연하다. 그러므로 기상하자마자 물을 두세 잔 마셔서 인체의 수분 부족을 해결해 주어야 한다. 그렇게 하지 않는다면 잠을 자는 동안 세포복구 과정에서 발생한 독성 노폐물들은 체내에 점점 쌓여가게 될 것이고, 당신은 매번 짜증스럽고 피곤한 하루를 시작하게 될 것이다.

2. 매번 식사 30분 전에 물 2잔을 마셔라

 우리 몸속에 있는 물은 저마다 역할이 있다. 그러므로 음식물 소화를 위해서는 우리 몸은 추가적인 물이 필요하다. 이때 중요한 것은 음식물 섭취 30분 전에 물을 마시는 것이 좋다. 2시간 전에 마신 물은 당신이 섭취한 음식물을 소화하는 데 이용되기보다는 당신의 방광을 채우는 데 이용될 것이다. 반면 식사 바로 직전에 마신 물은 위액을 희석시켜 위산 기능을 무력화시킬 것이다.

초식동물들도 본능적으로 풀을 뜯기 전에 물을 먼저 마신다. 그런데 왜 현대인들 주로 음식을 먹고 난 후 물을 마시는 걸까? 자! 지금부터라도 습관을 바꿔보자.

3. 식간에 물 한 잔씩을 마셔라

식후 2시간이 지나면 음식물 소화와 흡수에 사용된 물을 보충해주기 위해 물을 마셔야 한다. 갈증을 느끼지 않더라도, 하루 필요로 하는 수분을 공급하기 위해 일정한 시간에 물을 마시는 습관을 기르는 것이 중요하다. 갈증은 수분부족이 어느 정도 진행되었을 때 나타나므로 믿을 만한 신호가 되지 못한다. 뱃맨갤리지는 "차에 가솔린이 떨어지기 전에 미리 채워야만 차가 서지 않고 달릴 수 있듯이, 우리 몸도 탈수되기 전에 미리 물을 공급해야 한다"고 강조한다. 또한 당연한 얘기지만, 갈증이 날 때는 언제든지 추가로 물을 마셔야 한다.

4. 취침 직전에 물을 마시는 것은 피하라

취침 직전에 물을 많이 마시면 잦은 배뇨로 수면을 방해한다. 자는 동안에 2번 이상 화장실을 간다면(야간뇨) 취침 직전 물을 마시는 습관을 고쳐야 한다. 물론 야간뇨는 질병으로 인해서도 발생할 수 있으므로, 증상이 지속할 때는 의사와 상담해라.

5. 커피, 알코올, 그리고 탄산음료는 피해라

카페인과 알코올은 이뇨작용을 한다. 즉 음료 속의 수분량보다 더 많은 수분을 몸 밖으로 배출시킨다. 아이러니하게도 탈수는 카페인과 알코올을 더욱 갈망하도록 만들어 만성탈수의 악순환 고리를 만든다.

카페인은 숙면도 방해한다. 1994년 케네스 라이트 주니어(Kenneth Wrigth Jr.) 박사는 카페인이 멜라토닌의 작용을 억제한다는 사실을 밝혀냈다. 이런 억제 효과는 6시간 내지 9시간 동안 지속되는 것으로 나타났다.

카페인은 통풍발작(gout attack)을 유발할 수도 있다. 실제로 통풍 환자가 전날 카페인 음료를 하루 4잔 이상 마신 경우 통증발작이 3.3배 증가한다는 연구결과가 있다. 아래 그림에서 보듯이 통풍의 원인인 요산의 구조는 카페인과 매우 유사하다[그림12]. 결론적으로 카페인 음용은 통풍환자에게 이중고를 겪게 한다. 즉, 요산축적으로 통풍을 악화시키고, 직접적으로 통풍발작을 자극한다.

[그림12] 요산(가)과 카페인(나)의 화학적 구조

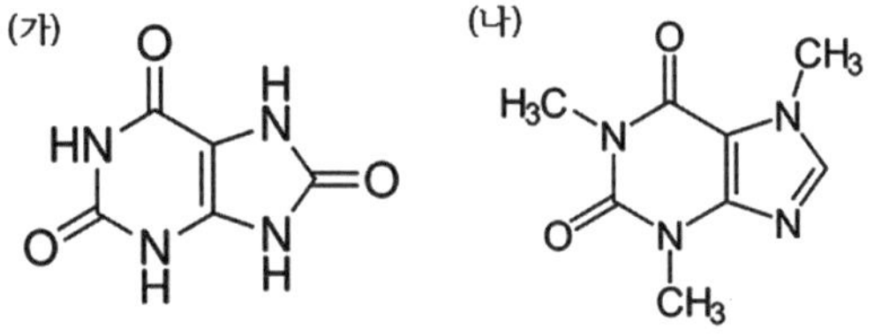

탄산음료에는 액상과당이나 인공감미료가 함유되어 있다. 액상과당은 단순당으로서 혈액으로 아주 빠르게 흡수된다. 그 결과 혈당이 급상승하고, 증가된 혈당은 췌장을 자극하여 인슐린을 분비시킨다. 모든 세포들의 표면에서 인슐린에 반응하는 수용체를 지니고 있다. 인슐린과 수용체는 열쇠와 자물쇠에 비유할 수 있다. 인슐린은 포도당을 세포 안으로 들어가도록 문을 여는 열쇠와 같다. 그런데 시간이 경과하면서 포도당이 반복적으로 증가하는 경우 인슐린이 포도당을 세포 안으로 들여보내지 못하는 상황이 발생한다. 이것은 '인슐린 저항성'이라고 한다. 결국 액상과당이 첨가된 청량음료를 습관적으로 마신다면 혈당조절에도 어려움을 겪게 될 것이다.

인공감미료가 첨가된 탄산음료는 더 위험할 수 있다. 단맛을 내는 인공감미료는 미뢰를 자극해서 몸 안으로 충분한 양의 포도당이 들어왔음을 알려준다. 하지만 어디에서도 포도당을 찾을 수가 없다. 당황한 뇌는 공복 감각을 재촉하여 음식을 갈망하도록 만든다. 결국 탄수화물 중독의 악순환 고리가 형성된다.

6. 일정량 이상의 수분을 섭취할 때 적당량의 소금을 섭취해야 한다

소금의 화학식은 NaCl이다. 일반적으로 소금 1그램은 400mg의 나트륨과 600mg의 염소로 이루어져 있다. 그러므로 소금 1그램을 섭취하면 나트륨은 400mg을 섭취하는 꼴입니다. 소금이 물에 녹으면 양이온인 나트륨과 음이온인 염소로 용해된다[그림13].

나트륨은 중탄산염과 결합하여 '중탄산나트륨(NaHCO3)'을 형성한다. 중탄산나트륨은 체액의 산-염기 평형에 중요한 역할을 한다. 염소이온은 수소이온과 결합하여 '염산(HCl)'을 형성한다. 염산은 위산의 주성분이다. 나이가 들수록 위산분비가 감소하고 심한 경우 무산증(achlorhydria)을 경험하기도 한다. 위산이 적절히 분비되지 않으면 섭취한 음식물의 살균과 소화에 장애를 초래한다. 특히 섭취한 음식물 속에 함유된 미네랄, 특히 아연, 마그네슘, 망간, 셀레늄, 철분, 구리, 크롬, 몰리브덴 등은 소장에서 흡수되기 전에 먼저 위산에 노출되어야 한다. 노인에서 미네랄 흡수가 어려운 이유가 된다.

[그림13]

소금(NaCl)은 체액의 산-염기 평형에 관여하는 '중탄산나트륨(NaHCO3)'과 위산의 주성분인 '염산(HCl)'을 생산하는 데 중요하다.

$$NaCl \begin{cases} Na^+ + HCO_3^- \longrightarrow NaHCO3 \\ Cl^- + H^+ \longrightarrow HCl \end{cases}$$

또한 나트륨은 영양소의 흡수와 운반에 관여한다. 나트륨은 소장에서 아미노산, 포도당, 그리고 물 흡수에 중요한 역할을 한다[그림14]. 또한 혈액량과 혈압 유지, 신경세포 전도와 근육세포의 수축에 관여한다. 그리고 칼슘과 함께 뼈 구조를 단단하게 만드는 데 이용된다. 체내에 있는 전체 나트륨의 40%는 뼛속에 존재한다.

[그림14] 장 상피세포에서 아미노산(a)과 포도당(b) 흡수

a) 나트륨 이온(Na+) 한 분자가 세포 내로 들어갈 때 수소이온(H+) 한 분자가 세포 밖으로 나오고, 세포 밖으로 나온 수소이온(H+)은 장 상피세포 내로 아미노산 흡수에 이용된다. 또한 나트륨 이온(Na+)이 직접적으로 아마노산 흡수에 이용되기도 한다.
b) 나트륨 이온(Na+)은 장 상피세포 내로 포도당 흡수에 이용된다.
c) 아미노산과 포도당 흡수에 이용된 나트륨 이온(Na+)은 나트륨-칼륨 펌프(Na+-K+ 펌프)에 의해서 다시 세포 밖으로 방출된다. 인체가 사용하는 전체 에너지의 40%가 나트륨-칼륨 펌프에 사용된다.

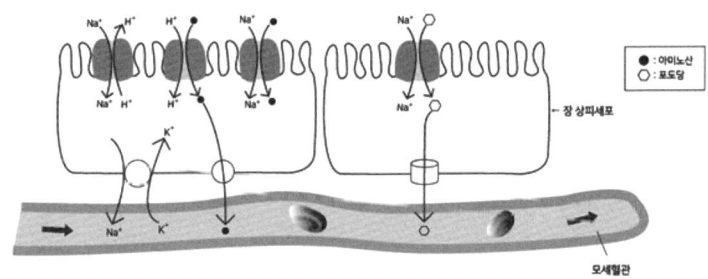

7. 갈증을 느낄 때까지 기다리지 마라

사람들은 대부분 갈증을 느껴야 물을 마신다. 우리는 갈증을 어떻게 느끼게 될까? 어떤 원인이든 수분섭취량보다 수분소실량이 많은 경우 혈액은 농축되고 혈액량은 감소된다. 농축된 혈액은 혈액의 삼투압을 증가시키고, 혈액량 감소는 혈압을 감소시킨다. 혈액의 삼투압 증가와 혈압 감소는 항상성을 유지시키기 위해 일련의 과정을 거쳐 소변량을 감소시킨다. 그런데 갈증신호는 이런 일련의 반응보다 늦게 나타난다. 즉 교감신경계 흥분과 혈관을 수축시키는 강력한 호르몬 분비 등이 일어난 후에야 비로소 갈증신호가 나타난다[그림15]. 갈증을 느끼기 전에 물을 마셨더라면 일어나지 않았을 반응들이다. 그런데도 일부 전문가들은 갈증이 일어나기 전에 물을 마시는 것에 대해 과학적으로 무의미하다고 주장한다.

갈증신호는 나이가 들수록 점점 더 무뎌진다. 필립스 박사는 연령에 따라 탈수에 대한 반응, 수분 및 전해질 반응, 호르몬 반응이 달라지는지를 확인하기 위해 7명의 건강한 노인(67세에서 75세 사이)과 7명의 건강한 젊은 남성(20세에서 31세 사이)을 대상으로 연구를 진행했다. 그 결과 건강한 노인들은 젊은 남성들보다 갈증신호에 훨씬 둔감했다. 심지어 24시간 동안 물을 마시지 않게 한 뒤에도 노인들은 여전히 목마름을 느끼지 못했다. 더 심각한 문제는 노인들은 명백한 생리적 요구에도 불구하고 갈증을 별로 느끼지 않는다는 점이다. 이후

[그림15]
(1) 혈액 삼투압 증가는 시상하부에 위치한 삼투 수용기를 자극하여 시상하부에서 항이뇨 호르몬(ADH) 생산을 자극하고, 동시에 뇌하수체 후엽에 저장되어 있던 항이뇨호르몬(ADH)을 혈액 방출시킨다. 혈액으로 분비된 항이뇨 호르몬(ADH)은 신장으로 가서 물을 재흡수하여 소변량을 감소시킨다.

(2) 수분섭취 부족으로 인한 혈액량 감소는 혈압을 감소시킨다. 혈압 감소는 경동맥궁과 대동맥궁에 위치한 압력수용기를 자극하고 그 신호를 교감신경으로 전달하여 신장으로 가는 혈류량을 감소시킨다. 이는 신장에서 물과 나트륨의 여과량을 감소시키고, 레닌 합성을 자극하여 안지오텐신 I과 II 합성과 부신피질에서 알도스테론 합성을 증가시킨다. 직접적인 물과 나트륨 여과 감소와 레닌-안지오텐신-알도스테론 시스템 활성화로 인해 물과 나트륨을 재흡수시켜 소변량을 감소시킨다. 갈증신호는 소변량이 감소되고 난 후에야 일어난다.

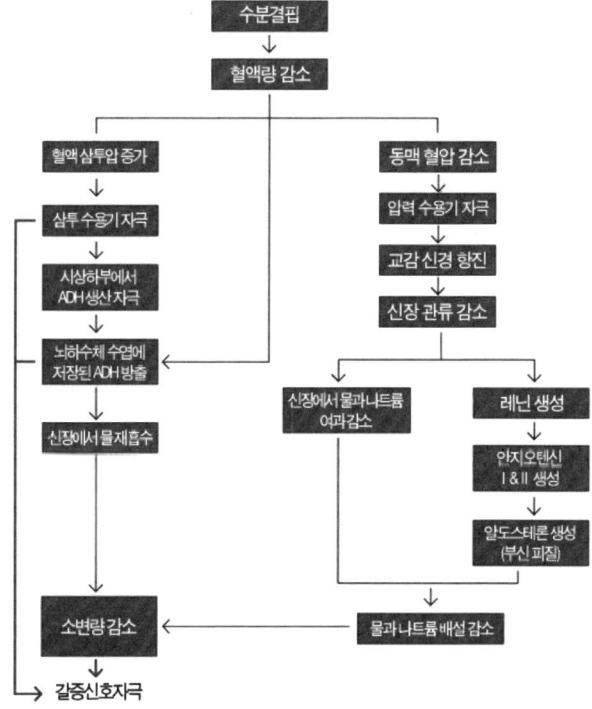

후속 연구를 통해서 노인에서는 갈증신호가 점점 소실된다는 사실이 입증되었다.

또한 노인들은 젊은 사람에 비해 체내 수분함량이 더 낮다. 더 심각한 문제는 세포 내 수분함량은 더 낮다는 점이다. 그럼에도 불구하고 갈증을 잘 느끼지 못한다. 여러분! 지금 당장 부모님 댁을 방문해 보는 것이 어떨까? 수분섭취의 중요성을 일깨워드리고, 갈증신호를 기다리기보다는 일정한 시간에 규칙적으로 수분을 섭취하도록 알려드리도록 하자!

어떤 물을 마셔야 할까?

"좋은 물"은 자연이 준 선물, 미네랄을 지니고 있어야 하고,
몸을 해할 수 있는 다양한 위험물질이 없어야 한다.

우리 몸에 특별히 좋은 물이 있을까? '좋은 물'에 대한 정의는 주장하는 사람의 의도에 따라 달라질 수 있다. 물의 특별한 기능을 강조하는 사람들은 '알칼리 이온수' 혹은 '전해환원수' 같은 물의 pH나 물 속에 함유된 활성수소 함량, 즉 ORP(산화환원전위) 수치에 따라 좋은 물의 기준을 정할 것이고, 또 어떤 사람들은 암반수 혹은 해양 심층수 등 특정 장소에서 얻은 물의 장점을 부각시켜 좋은 물을 정의할 것이다.

 하지만 물은 그 자체로서 생명현상에 요구되는 독특한 물리적, 화학적 특성을 지니고 있다. 1장에서 설명하였듯이, 물은 생명체가 존재하기 위해서는 반드시 필요한 물질이다. 생명체는 물에 특별한 기능을 요구한 적이 없다. 그러므로 좋은 물이란 원래부터 자연이 허락한 이로운 성분이 함유되어 있으면 되고(4장 **"미네랄이 부족한 물과 질병"** 참고), 인체에 해를 끼칠 수 있는 해로운 것들이 혼입되어 있지 않으면 된다(5장 **"오염된 물과 질병"** 참고). 즉, 유해한 화합물과 병원성 미생물 등의 오염이 없고, 우리 몸이 필요로 하는 미네랄이 적절히 함유되어 있으면 된다.

하지만 다양한 요인들로 인해 안전한 물을 공급받는 것은 점점 더 어려워지고 있다. 환경부는 2016년 '먹는물 수질기준 및 검사 등에 관한 규칙'에 대한 시행령을 발표하였음에도 불구하고 식수 안전성에 대해 불신하는 사람들은 여전히 많다. 정수기 시장도 마찬가지다. 물 자체보다는 정수기능이나 디자인 홍보에 열을 올리는 듯 보인다. 그래서 NSF는 소비자들이 안전한 물을 음용할 수 있도록 객관적 평가 기준을 제공하고 있다. 정수기의 여과와 살균에 관한 엄격한 기준을 설정하고 이 기준에 적합한 경우 인증마크를 부여한다.

NSF는 어떤 단체일까? NSF(National Sanitation Foundation)는 1944년에 설립된 세계보건기구(WHO) 산하의 비영리단체다. 서비스 영역이 위생 분야를 넘어서고 서비스 지역이 전 세계 시장으로 확장되면서 1990년 NSF International로 이름이 변경되어 현재에 이르고 있다. NSF는 일정 방식을 따르고, 합의에 기초한 국가 표준 개발을 위해 먼저 규제 위원회, 산업계, 소비자, 공중보건 전문가들을 구성하여 특정 분야의 합의된 기준을 만든다. 그리고 NSF International 소속 과학자, 엔지니어, 공중보건 전문가들은 이런 국립 표준 혹은 프로토콜을 다시 평가한다. 이렇게 하여 NSF International은 지금까지 공중보건, 안전성과 관련된 미국국립표준(NSF/ANSI)을 90가지 이상을 개발하였고 가전제품, 조리기구, 음용수 필터와 기타 제품에 관해 30여 가지 이상의 프로토콜(NSF/Protocol)을 개발하였다. 그리고 이런 기준에 부합하는 제품에 NSF 인증마크를 부여하고 있다. 그러므로 NSF 인증마크는 제품의 안정성과 신뢰를 보증한다고 할 수 있다.

그럼 지금부터 NSF International이 인증하는 좋은 물의 기준에 대해서 알아보자.

첫째, 여과에 관한 기준으로(NSF/ANSI 42), 심미적 혹은 건강과 관련이 없는 오염원, 즉 염소, 맛, 냄새와 입자성 물질 등의 제거에 관한 기준이다. 즉, 맑고 깨끗하고 맛, 냄새, 입자성 물질이 없는 물이 '안전하고 좋은 물'이다.

둘째, 여과에 관한 두 번째 기준으로(NSF/ANSI 53), 건강과 직접적으로 관련이 있는 오염원, 즉 크립토스포리디움이나 지알디아 같은 원생생물, 납, 휘발성 유기 화합물(VOCs)과 MTBE[19] 등의 제거에 관한 기준이다. 즉, 설사를 일으키는 원생생물, 인체에 유해한 중금속, 그리고 유기화합물의 오염이 없는 물이 '안전하고 좋은 물'이다.

셋째, 여과에 관한 세 번째 기준으로(NSF/ANSI 401), 항불안제, 항전간제(간질 치료제), 항고혈압제, 항생제, 피임약, 진통소염제, 살충제, 제초제, 내연제[20], 가소제[21](plasticizer), 세제 전구물질 등 15종

---
19) 무연 가솔린의 효과적인 연소를 위한 첨가제로서 1980년 이후부터 사용되었다. MTBE도 수질오염을 일으킨다는 연구 이후 일부 국가에서 사용이 중단되었으나, 대부분의 국가들에서 전면적인 사용 금지를 시행하고 있지는 않다.
20) 불에 잘 견디는 성질을 가진 재료
21) 성형이나 가공을 쉽게 하려고 플라스틱이나 합성 고무에 보태는 물질

의 신종 오염물질 제거에 관한 기준이다. 즉, 마시는 물을 통해 우리의 의도하지 않게 항고혈압제, 항불안제, 항생제, 농약 등을 복용할 수 있고, 심지어 남성이 피임약을 복용하게 되는 일이 발생할 수도 있다. 그러므로 상기 15종의 신종 오염물질의 혼입이 없는 물이 좋은 물이다. 신종 오염물질의 종류는 [표6]을 참고하기 바란다.

[표6] 15종의 신종 오염물질

처방약물(Prescription drugs)	
• 메프로바메이트(Meprobamate)	항불안제
• 페니토인(Phenytoin)	항전간제(간질 치료제)
• 아테노롤(Atenolol)	항고혈압제
• 카바마제핀(Carbamazepine)	항전간제 및 안정제
• 트리메토프림(Trimethoprim)	항생제
• 에스트론(Estrone)	피임약
일반의약품 (Over-the-Counter Medications)	
• 이부프로펜(Ibuprofen)	진통소염제
• 나프록센(Naproxen)	진통소염제
제초제와 살충제 (Herbicides and Pesticides)	
• 디트(DEET, N,N-Diethyl-meta-toluamide)	살충제 & 모기 퇴치제
• 메토라클로르(Metolachlor)	제초제
• 리누론(Linuron)	제초제
Chemical Compounds	
• TCEP [Tris(2-chloroethyl)phosphate]	내연제, 가소제 등
• TCPP [Tris(1-chloro-2-propyl) phosphate]	내연제
• 비스페놀 A (Bisphenol A)	가소제 (plasticizer)
• 노닐 페놀 (Nonyl phenol)	세제 전구물질

넷째, 자외선 살균에 관한 기준(NSF/ANSI 55)으로, 병원성 세균, 바이러스, 크립토스포리디움, 지알디아로 오염된 물의 살균에 관한 기준이다. 이 기준에 의하면 병원성 박테리아, 바이러스, 그리고 크립토스포리디움 혹은 지알디아 등의 원생생물의 오염이 없는 물이 좋은 물이다.

다섯째, NSF Protocol 477인증은 상수원 녹조 현상의 원인인 남조류가 분비하는 독소인 '마이크로시스틴' 제거에 관한 기준이다. 이 기준에 의하면 남조류가 분비하는 냄새물질인 지오스민과 2-MIB, 그리고 남조류가 분비하는 독성물질인 마이크로시스틴이 혼입되어 있지 않은 물이 좋은 물이다.

요약하면, 질병을 예방하고 최적 건강을 위한 좋은 물의 전제 조건은 두 가지로 요약할 수 있다. **첫째, 병원성 미생물이나 독성 화합물이 함유되지 않아야 한다. 둘째, 인체 내에서 열거할 수 없을 정도로 많은 역할을 하는 적당량의 미네랄이 함유되어 있어야 한다.**

다음 장에서는 흔히 음용하고 있는 물들의 안전성, 문제점, 그리고 개선책 등에 대해서 살펴보자.

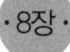

· 8장 ·

수돗물, 생수, 정수기

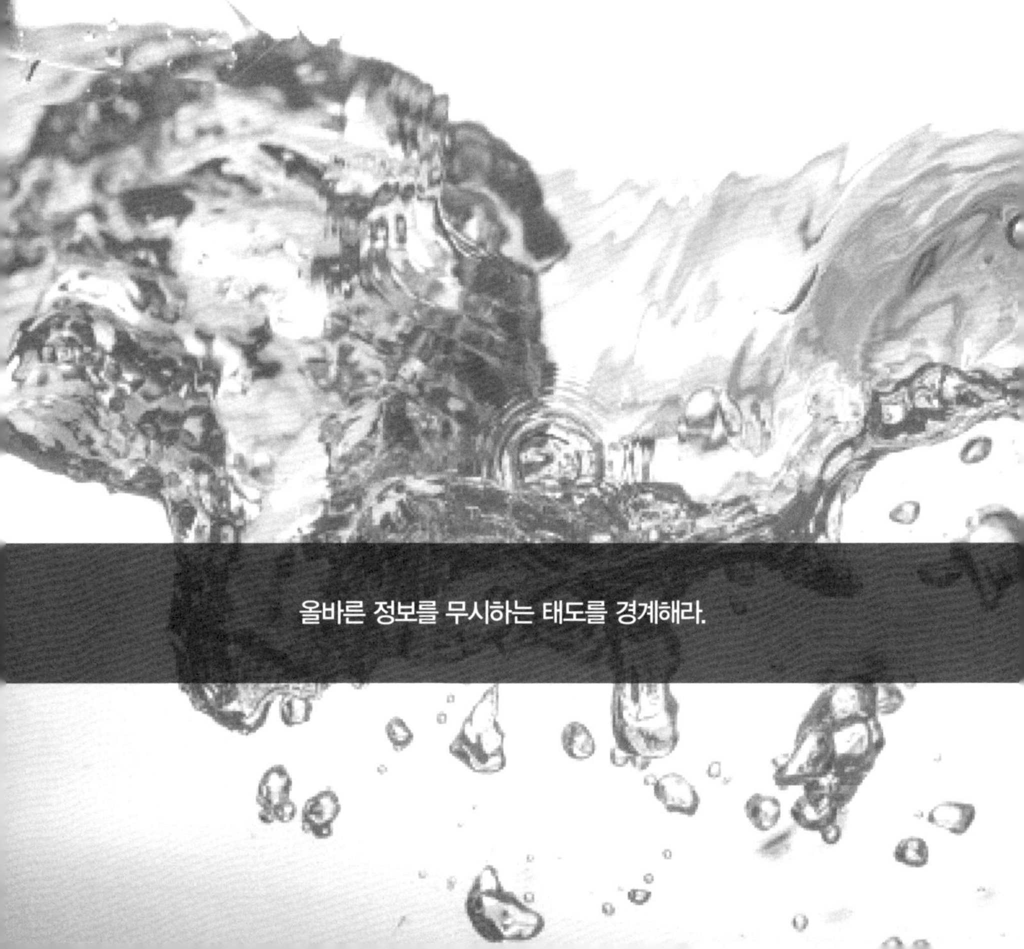

올바른 정보를 무시하는 태도를 경계해라.

수돗물, 그대로 마셔도 될까?

　현대화된 상수도 보급이 일반화되기 전에는 장티푸스나 콜레라와 같은 수인성전염병으로 수많은 사람이 고통받고 죽어 갔다. 우리나라도 조선 시대 후기에 수인성전염병으로 전체 인구의 12.5%(약 95만 명)가 사망한 기록이 있다. 이런 수인성전염병으로 인한 사망은 1905년 수돗물 염소소독을 계기로 급격히 감소하였고, 20세기 들어 평균수명이 약 35년 늘어났는데 이 중 30년 정도가 물 관련 위생 시설의 발전 때문인 것으로 평가받고 있다. 영국의학저널(British Medical Journal)은 인류의 평균수명을 획기적으로 연장시킨 의학적 업적 1위로 '물 위생(상수도, 하수도)'을 꼽았고, 다음으로 항생제, 마취, 백신, DNA 구조 발견 순이었다.

　이처럼 안전한 식수 공급은 개인위생과 공중보건에 매우 중요한 역할을 한다. 우리나라도 국제적 기준에 부합하기 위해 86가지의 수질검사 항목을 검사하고 있다. 먹는 물에 적합하도록 대장균, 냄새 등 59개 항목을 검사하고, 더불어 27개 항목의 미량 유해물질에 대해서도 검사항목으로 설정하여 검사하고 있다.

하지만 원수(原水)관리 문제점과 정수 이후 가정으로 공급될 때까지 여러 가지 문제점을 지니고 있다. 취수에서 옥내급수에 이르기까지 어떤 문제점들이 있는지를 살펴보자.

1. 상수원 오염

상수원 오염문제는 최근의 문제가 아니라 오래전부터 끊임없이 지적되어 왔다. 폐탄광지대에서 흘러내리는 중금속 오염수는 아무런 정화처리를 거치지 않은 채 그대로 강 상류로 흘러들어오고, 무단 투기된 농약병은 빗물에 씻겨 수질오염의 주범이 된 지 오래다. 대형 축사의 축산 분뇨 및 공장의 오폐수 등도 식수원을 오염시키는 원인이다. 또한 여름철 수온 상승으로 해마다 발생하는 남조류에 의한 녹조현상은 '마이크로시스틴'이라는 독성물질을 방출한다. 하지만 아직 남조류에서 분비되는 마이크로시스틴에 대한 기준과 규제 항목은 전무하다고 한다.

또한, 식수원의 중금속 오염은 이미 기준치를 훌쩍 넘어섰고, 심지어 동물성 항생제인 '설파메톡사졸'도 상수원보호구역에서 검출되고 있다고 한다. 이런 의약물질들은 활성탄과 오존 처리 같은 고도 정수 처리를 해도 잘 걸러지지 않는다고 한다.

MBC 특별기획 다큐멘터리 〈워터 시크릿-수돗물의 역습〉에서는

"독일과 우리나라의 상수원 비교에서 보듯이 우리가 마시는 수돗물은 구정물을 정수해서 마시는 것과 다름이 없다. 물론 정수한 수돗물은 먹는 물 수질기준을 만족하고 안전성에는 문제가 없지만 국민들이 느끼는 원수 오염에 따른 수돗물의 불신은 여전하다"고 보도한 바 있다.

2. 염소소독 부산물

염소소독은 균을 완전히 죽이는 것이 아니라 세균이나 바이러스를 불활성화시키는 것이기 때문에 잔류염소가 0.1mg/ℓ 이하로 떨어지면 세균이나 바이러스가 다시 활성화될 수 있는 단점이 있다. 다시 말해, 식수 내의 미생물에 의해 건강이 위협받을 수 있다.

염소소독은 또 다른 문제점을 지니고 있는데, 염소는 자연적으로 발생하는 유기화합물과 반응하여 소독 부산물(DPBs)인 트리할로메탄과 할로아세트산을 형성한다. 이들이 인체에 미치는 영향은 노출된 기간과 음용한 양에 의존한다.

트리할로메탄이 건강에 미치는 영향은 다음과 같다.

A. 단기적 건강위험
트리할로메탄 중 하나인 트리클로로메탄, 즉 클로르포름이 인체에 미치는 급성 효과는 과거 흡입마취제 사용을 통해 잘 알려져 있다. 중추신경계에 미치는 영향 외에도 심장 부정맥, 간독성 및 신독성을 일으킨다. 동물의 흡입실험을 통해 고농도에서 간독성 및 신독성이 입증되었다. 희석하지 않은 클로로폼이 피부에 접촉하면 불에 덴 것 같은 통증, 발적, 그리고 수포가 발생한다. 다른 트리할로메탄, 즉 브로모포름, 브로모디클로로메탄(BDCM), 디브로모클로로메탄(DBCM)등도 클로르포름과 유사한 부작용을 일으킬 것으로 추측하고 있다.

B. 장기적 건강위험

고농도 클로로폼의 만성적 경구노출은 중추신경계, 간, 신장, 심장에 악영향을 미친다. 동물실험에서 고농도 클로로폼 경구투여는 체중감소를 일으켰고 호흡기 질병 발생률을 증가시켰다. 클로로폼을 계속해서 실험동물에 경구 투여한 경우 간독성과 생식기 크기 감소가 관찰되었다. 클로로폼 이외의 트리할로메탄의 만성적 노출에서도 실험동물에서 간독성을 일으켰고 또한 브로모디클로로메탄(BDCM)은 신독성을 유발시켰다.

C. 암 유발효과

동물실험을 통해 클로로폼의 경구투여는 신장과 간에서 종양을 형성한다는 사실이 밝혀졌고, 클로로폼이 함유된 식수를 마신 경우 사람에서 직장암, 대장암, 방광암 발생이 증가한다는 사실도 입증되었다. 하지만 다른 발암물질도 이 물에서 발견되었기 때문에 암 발생의 원인이 클로로폼 때문이라고 단정할 수는 없다. 그래서 미환경보호국(EPA)은 클로로폼을 '암 유발 가능성이 높은 물질(Group 2B)'로 분류하고 있다.

D. 발육과 생식에 미치는 영향

동물실험 결과 클로르포름은 선천성기형, 유산, 자궁 내 태아발육 부전 등을 일으키는 것으로 나타났다.

3. 노후 상수관 문제

100년의 역사를 가진 우리나라 상수도 시설은 세월과 함께 급격히 노후하고 있다. 전국 상수관의 31.4%와 전국 정수장의 58.8%가 20년 이상 경과된 노후시설이다. 이런 상수도 시설에서 수돗물을 공급받는 지역주민들은 건강을 심각하게 위협받고 있다.

2011년 국감에서 이 문제를 지적한 한 의원은 "녹슬고 부식된 수도관에서 발생한 중금속은 폐암, 후두암 등을 일으킬 확률이 매우 높고 낡은 수도관의 파손 등으로 인한 물 공급 중단 사고는 국민 생활에 막대한 지장을 초래한다"고 역설하면서, "노후관로 교체 문제에 대한 특단의 대책 마련이 시급하다"고 지적한 바 있다.

4. 신관에서 스며 나오는 '비스페놀A'

최근 오래된 노후배관을 교체하기 위해 에폭시 신관을 사용한다. 관 내부의 부식을 막기 위해 에폭시로 코팅한 관을 의미한다. 에폭시는 열경화성 합성수지('플라스틱')의 하나로 물과 날씨 변화에 잘 견디고, 빨리 굳으며 접착력이 강하다. 석유, 천연가스, 석탄 등을 원료로 하여 화학반응을 통해 만든 고분자 화합물을 통칭해서 '합성수지(synthetic resin)'라고 하며, 열에 강한 열경화성 합성수지를 에폭시라고 부른다.

그런데 이런 에폭시 신관에서 발암성 물질인 비스페놀A[그림16]가 나오는 것으로 나타나 많은 사람들이 우려하고 있다.

[그림16] 비스페놀 A

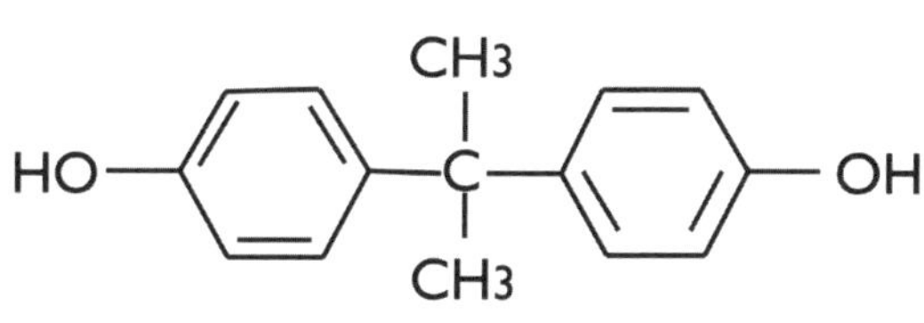

비스페놀A는 에스트로겐을 흉내 내는 내분비계 교란물질로서, 에스트로겐 수용체에 작용하여 에스트로겐 효과를 나타낸다는 사실이 동물실험을 통해 밝혀졌다. 이런 효과는 발육 초기 단계일수록 더욱 민감하게 나타난다. 일부 연구에 의하면 태아기에 노출될 경우, 출생

후 신체적·신경학적 장애를 일으킬 수 있다고 한다.

> **내분비계 교란물질이란?**
>
> 내분비계 교란물질에 대한 과학적 정의는 학자 및 기관에 따라 다소 차이가 있다. 미국 환경청(EPA)에서는 "체내의 항상성 유지와 발생과정을 조절하는 생체 내 호르몬의 생산, 분비, 이동, 대사, 결합작용 및 배설을 간섭하는 외인성 물질"로 정의하고 있으며, OECD에서는 1996년에 전문가들이 모인 워크숍에서 "생물체와 그 자손에게 악영향을 미쳐 그 결과 내분비계의 작용을 변화시킬 수 있는 외인성 화학물질"로 정의하고 있다.
>
> 내분비계 교란물질이 인체 내에서 작용하는 방식은 크게 3가지로 나뉜다.
>
> **첫째**, 호르몬 유사작용(mimics)이다. 호르몬 수용체와 결합하여 내분비계 교란물질이 마치 정상호르몬과 유사하게 작용하는 것으로서 대표적인 예가 합성에스트로겐인 DES이다. 이러한 유사물질들은 정상호르몬보다 강하거나 약한 신호를 전달함으로써 내분비계의 교란 작용을 유발할 수 있다.

둘째, 호르몬 봉쇄작용(blocking)이다. 호르몬 수용체 결합부위를 봉쇄함으로써 정상호르몬이 수용체에 접근하는 것을 막아 내분비계가 기능을 발휘하지 못하도록 하는 것이다. 대표적인 예로서 DDE(DDT의 분해산물)의 경우 정소의 안드로겐 호르몬 기능을 봉쇄하는 것으로 보고되고 있다.

셋째, 촉발작용(tigger)이다. 내분비계 교란물질이 수용체와 반응함으로써 정상적인 호르몬작용에서는 나타나지 않는 생체 내에 해로운 엉뚱한 대사작용을 유발하는 것이다. 이러한 영향으로는 암과 같은 비정상적 생장, 대자작용의 이상, 불필요하거나 해로운 물질의 합성 등을 들 수 있다. 다이옥신 또는 다이옥신 유사물질 등은 이와 같은 작용기전으로 영향을 나타낼 수 있는 것으로 보고되고 있다.

비스페놀A, 다이옥신, DDT, PCB 등 내분비계 교란물질로 추정되고 있는 물질은 일반적으로 환경 중에서 잘 분해되지 않아 생물체 내 축적되는 성질을 가지고 있다. 따라서 배출된 물질은 공기와 물, 토양 등 여러 매제로 이동하고, 식품, 농수산물 등에도 축적되어 사람에까지 노출될 수 있다.

역삼투압 정수기, 무엇이 문제인가?

안전한 식수 공급에 대한 국민들의 관심이 생기기 시작할 무렵, 뜻밖에 사건이 발생한다. 바로 1991년 초에 발생한 낙동강 페놀 유출 사건이다. 이때 국민들의 안전한 물에 대한 경각심이 절정에 달하였고, 우리나라의 정수기 시장도 본격화되기에 이른다.

국내 시장에는 다양한 정수기들이 시판되고 있으나, 최근까지 국내 시장의 80%를 점유하고 있는 것은 역삼투압 정수기라고 한다. 즉, 정수기를 사용하는 대한민국 국민의 대다수는 역삼투압 방식으로 정수한 물을 음용하고 있다.

역삼투압 정수기의 원리를 간단히 살펴보면 다음과 같다[그림17]. 용매(물)는 통과시키지만 용질(입자상 물질)은 통과시키지 않는 반투막(半透膜)을 사이에 두고 용액과 용매를 접촉시키면 일반적으로 용매는 막을 통과하여 용액 쪽으로 이동하는데, 이것을 삼투라고 하며 이때 두 액체 사이에 생기는 압력 차를 삼투압이라 한다. 그런데 용액 쪽에 삼투압 이상의 압력을 가하면 삼투와는 반대로 용액 쪽에서 용매가 이동하여, 나중에 진한 용액이 남는데, 이를 역삼투법이라 한다.

[그림17] 역삼투막의 원리(한국정수기공업협동조합 자료 참고)

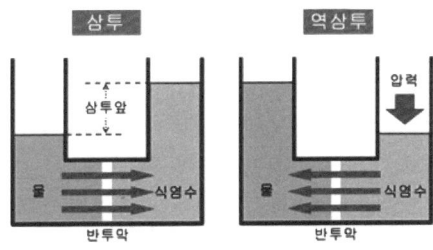

한국정수기공업협동조합의 설명에 따르면, 역삼투막은 막 표면의 기공 크기가 0.0001μm(=1Å)인 필름 형태의 막을 여러 장 겹친 상태에서 둘둘 말아 두루마리 휴지처럼 만든 필터를 이용하는데, 표면의 기공 크기가 0.0001μm로 매우 작기 때문에 수돗물을 거르기 위하여 자연압이 아닌 인위적인 고압의 펌프가 필요하고 수돗물 속의 불순물인 박테리아, 바이러스나 미립자뿐만 아니라, 인체에 유익한 미네랄까지 제거하는 역기능을 발휘하며 미네랄까지 제거하기 때문에 정수된 물이 산성화되는 문제점이 발생한다고 한다(표 7). 또한 순간적으로 정수되는 물의 양이 너무 작기 때문에 일정량을 모아쓰기 위한 정수탱크가 필요하고 불순물뿐만 아니라 미네랄까지 모두 거르기 때문에 걸러지는 물질들이 많아 막의 기공이 금방 막히는 현상이 발생하며, 따라서 막의 기공 막힘 현상을 줄여 필터의 수명을 연장시키기 위

한 일환으로 모든 물을 거르는 것이 아니고 전체 물 중 약 80% 정도의 물은 거르지 않고 폐수로 버리는 물 낭비가 발생하며, 또한 정수량과 폐수량의 비율을 변화시킬 때에는 막의 정수능력도 변화하는 일정치 못한 제거능력을 가지고 있다.

결론적으로 한국정수기공업협동조합의 설명을 빌리자면, 역삼투막을 통해 정수된 물에는 인체에 해로운 병원성 미생물이나 독성 화합물이 제거되는 동시에 인체에 반드시 필요한 미네랄도 함께 제거된다. 또한 정수된 물의 산성화로 인한 배관 부식, 기공 막힘 현상으로 인한 완전하지 못한 병원성 미생물 여과, 정수된 물을 저장하는 저수조의 2차 오염, 자원 낭비 등 여러 가지 문제점들이 드러나고 있다.

미네랄이 제거된 물을 장기적으로 음용했을 때 발생할 수 있는 문제점들에 대해서는 4장으로 돌아가서 '미네랄이 부족한 물과 질병'을 다시 읽어보길 바란다.

세계보건기구(WHO)는 1980년 미네랄이 제거된 물이 건강에 미치는 영향을 조사하였고, 이뇨와 체내 전해질 배설을 증가시키고 혈액 내 칼륨 농도를 감소시킨다는 사실을 밝혀냈다. 그리고 물에 함유된 마그네슘, 칼슘 등은 미네랄 결핍을 막는 데 도움이 될 수 있음을 밝히고 있다. 또한 일반 내과학 저널(Journal of General Internal Medicine)에서도 "일일 미네랄 권장량 중에서 물에 함유된 미네랄은 임상적으로 유의한 양을 제공한다"라고 강조한다(Azoulay A, Garzon P, Eisenberg MJ, 2001). 그리고 "증류수나 역삼투압 방식으로 정수한 물에는 미네랄이 결핍되어 있으므로 적절한 건강을 유지하기 위해서는 식이를 통한 추가적인 미네랄 보충이 필요하다"고 역설한다. 미네랄이 풍부한 물은 심혈관 질환에도 유익한 효과를 제공한다(Voors, A.W. American Journal of Epidemiology).

더 심각한 문제는 미네랄이 없는 순수한 물 섭취는 저나트륨혈증, 저칼륨혈증, 저마그네슘혈증, 저칼슘혈증 같은 전해질 이상을 초래할 수 있고, 특히 이런 전해질 이상은 암 환자에서 더 흔하게 나타난다. 순수한 물, 즉 미네랄이 결핍된 물을 지속적으로 음용할 경우 건강에 직, 간접적으로 악영향을 줄 수 있다. 예를 들면 마그네슘은 심혈관질환과 관련이 있으며, 칼슘은 골다공증과 관련성이 크다(Environ Res. 2016). 또한 순수한 물음용과 악성종양과의 직접적인 인과관계는 잘 알려진 바는 없으나, 순수한 물을 지속적으로 마시면 종양발생과 종양 악성화에 영향을 미칠 수 있음을 제시한 논문도 있다(Zhonghua Yu Fang, Yi Xue Za Zhi, 2015).

또한 미네랄이 결핍된 물이 산성수다. 이는 배관 부식으로 인한 건강상 문제 외에도, 또 다른 문제점을 지닌다. 이미 알고 있듯이 인체 혈액의 pH는 7.35~7.45의 약알칼리성이다. 우리가 마신 물은 30초면 후면 혈액으로 도달한다. 혈액은 pH를 약알칼리로 유지하기 위해 관련된 장기들, 즉 폐와 신장, 그리고 혈액의 완충시스템에 추가 업무를 할당시킨다. 이는 미네랄이 풍부한 약알칼리성 물을 마셨더라면 하지 않아도 될 일들이다. 물론 환경부는 먹는 물 기준을 pH 5.8에서 8.5까지 정해 놓았으므로 법적으로는 아무런 문제가 없다. 하지만 법이 당신의 건강을 지켜주지는 못한다.

[표7] 여과재의 pore size(한국정수기공업협동조합)

정밀여과막(세라믹) MF (Micro Filtration)	한외여과막(중공사) UF (Ultra Filtration)	역삼투막 R/O (Reverse Osmosis)
0.1μm ~ 10μm	0.001 ~ 0.1μm	~ 0.001μm

알칼리 이온수의 문제점

식약청은 "알칼리 이온수기란 먹는 물을 전기분해 등을 하여 위장증상(만성설사, 소화불량, 위장내 이상발효, 위산과다) 개선에 도움이 되는 수소이온농도(pH) 8.5~10.0까지의 알칼리이온수를 생성하는 기구"라고 정의하고 있다. 다시 말해, 알칼리이온수기는 정수기가 아니다. 정수기는 환경부의 '먹는 물 수질기준'에 따라 pH 5.8~8.5를 유지해야 한다. 반면 알칼리 이온수는 pH가 8.5~10.0 사이이고 일반인이 정수된 물처럼 매일 음용하기에는 위험성이 있어 환경부가 아닌 식약처에서 관리하는 의료기기다.

책 〈역삼투압 정수기가 사람 잡는다〉의 저자는 "상당수의 알칼리이온수기 제조사들이 사용목적은 물론 '의사 또는 약사와 상담 후 음용하여야 한다'는 등 허가목적에 직합한 공지사항을 의도적으로 감추며(거의 찾아보기 어렵게 작게 표시) 소비자들이 마치 먹는 물과 같이 매일 마시는 물로 잘못 인식할 수 있도록 유도하고 있으며…, 이런 사실을 알고 있는 소비자는 전체 사용자의 20% 정도에 불과하다…. 판매 회사들은 마치 의료용 물질생성기가 기존의 정수기보다 성능이 뛰

어난 신개념 정수기인 것처럼 허위 홍보에 열을 올려왔다. 그래서 상당수의 알칼리 이온수기들은 현재까지도 정수기처럼 팔려나가고 있어 국민들은 역삼투압 방식의 산성수에 이어 pH 8.5~10.0의 강알칼리수 음용에까지 무방비로 노출돼 있다. 참으로 어이없게도 역삼투압 정수기의 산성수를 마시는 것도 모자라 알칼리이온수기의 강알칼리수까지 마시게 하고 있으니 국민의 위장이 제대로 견뎌낼 수 있을지 의문"이라고 지적하고 있다.

다시 한번 더 강조하지만, 혈액의 pH는 7.35~7.45 정도의 약알칼리다. 혈액의 pH보다 훨씬 높은 알칼리성 물을 매일 음용한다면, 우리 몸은 pH 항상성을 유지하기 위해 폐, 신장 등 관련 장기들이 불필요한 업무에 시달리게 된다.

특별한 장치를 이용해 원래 지닌 물의 화학적 성질을 바꾼 물을 장기간 음용하기 전에 인체에 미치는 영향에 대한 광범위하고 면밀한 사전조사가 필요해 보인다.

생수의 심각성

'샘물'은 일반대수층 안의 지하수나 용천수 등 수질의 안전성을 계속 유지할 수 있는 자연 상태의 깨끗한 물을 먹는 용도로 사용할 원수를 말하며, '먹는 샘물'은 '샘물'을 먹기에 적합하도록 물리적으로 처리하는 등의 방법으로 제조한 물을 말한다. '먹는 해양심층수'는 '해양심층수'를 먹는 데 적합하도록 물리적으로 처리하는 등의 방법으로 제조한 물이다.

사람들은 물맛, 편의성, 수돗물 불신과 안전성 문제, 건강상 염려 등으로 먹는 샘물(이하 '생수')을 구입해서 마신다. 하지만 이와 관련하여 다른 문제점도 함께 대두되고 있다. 이를테면, 용기의 안전성, 유통과정의 문제점, 페트병 쓰레기, 지하수 오염, 자원 낭비, 운송과 관련한 배기가스 방출 등이다.

1. 페트병에서 방출되는 유해물질

먹는 샘물의 첫 번째 문제점은 용기에 있다. 설령 깨끗한 물을 용기에 채우더라도 용기 자체가 석유화학제품의 산물이다. 왜 플라스틱 용기에 물을 채울까? 유리 용기에 비해 값싸고 가볍기 때문이다. 결국 유통비 절감효과가 있다. 플라스틱 용기는 바로 '폴리에틸렌 테레프탈레이트(PET)'다. 흔히 페트라고 부른다. 시상식장에서 흔히 보는 레드 카펫 혹은 폴리에스테르 의복에 사용되는 플라스틱과 같은 성분이다. 물론 생수 용기로 만들 때는 붉은색으로 염색하지는 않는다. 이런 페트병에 함유되어 있는 화화 첨가물이 물로 새어 나와 마시는 물에 혼입될 위험이 있어서다.

두 가지 주요 오염물질이 거론되고 있는데 첫 번째로 안티몬이라는 중금속이다. 안티몬은 페트병 제조시 촉매로 사용한다. 플라스틱이 적당한 결합을 형성하도록 돕기 위해 삼산화안티몬(antimony trioxide)을 사용한다. 문제는 제조과정에서 최종 부산물로 형성된 안티몬 금속이 용기 내부로 새어 나와 물에 혼입된다는 사실이다. 폴레에틸렌 테레프탈레이트 재질로 만들어지는 모든 용기는 이런 문제점을 지니고 있다. 물론 제조사들이 물에 얼마나 혼입되어 있는지를 점검하고는 있으나 안전한 수치가 얼마인지 명확하게 밝혀진 바 없다. 우리나라의 경우 환경부의 '먹는 물의 수질기준 관련 규정집'에서 '안티몬'에 관한 검사항목 및 관련 기준이 없다.

또 다른 오염물질로는 제조과정에서 나오는 '아세트알데히드'이다. 제조사들도 이런 문제점을 잘 알고 있다. 이 화합물은 중독과 관련한 건강상 문제는 없으나, 발암물질로 알려져 있으며 물맛을 떨어뜨린다. 사람들은 10ppb 정도의 낮은 농도에서도 불쾌한 냄새와 맛을 알아차릴 수 있다. 미국의 일부 생수제품에서는 이런 문제점을 감추기 위해 소량의 설탕이나 인공감미료를 첨가하기도 한다. 물의 오염원을 제거하려는 노력을 하지 않고 오히려 감추려는 데만 열을 올리고 있다.

2. 제조과정의 문제점

환경부, 국립환경과학원, 지방환경청, 서울서부지검 식품의약 조사부의 전문 인력 등 총 28명으로 구성된 합동특별점검단이 2015년 11월 23일부터 25일까지 3일간에 걸쳐 전체 먹는샘물 제조업체 중 약 60%인 총 37곳의 사업장을 대상으로 특별점검을 시행한 결과 조사대상 37곳 중 17곳의 업체가 총 38건의 위반행위를 한 것으로 드러났다. 위반 사항으로는 수질검사를 정기적으로 실시해야 함에도 최대 5년 동안 미생물 항목 검사를 실시하지 않거나 결과를 실험 장부에 허위로 기재한 경우, 2년마다 받도록 한 취수정 계측기의 오차시험 또는 교정을 하지 않고, 계측기 전원을 끄거나 고장 난 상태로 영업을 한 경우, 먹는 샘물 제조에 종사하는 종업원이 의무적으로 받아야 하는 전염성 질병에 대한 건강검진(먹는 샘물 제조에 종사하는 자는 6개월마다 장티푸스, 파라티푸스, 세균성 이질 감염 여부에 대한 검사를 받아야 하며 해당 질병에 감염된 경우 제조시설에서 근무할 수 없음)을 누락한 경우 등이다(환경부 토양지하수과, 서울 서부지방검찰청 보도자료).

3. 유통과정의 문제점

생수의 유통과정에도 문제점이 드러났다. KBS 〈소비자 고발〉에서 이 문제점을 집중 보도하기도 했다. 얼마나 오랫동안 바깥에 쌓여 있었는지 알 수 없는 생수병에서 기포가 일어나고, 다른 곳으로 팔려갈 때까지 계속해서 직사광선에 노출되고 있었다. 실제로 직사광선에 48시간 노출된 생수와 서늘한 곳에 보관한 생수를 비교한 결과, 직사광선에 노출된 생수에서 발암물질로 알려진 아세트알데히드와 포름알데히드가 검출되었다. 냉장고에 보관한 생수에 비교해 각각 최고 3배와 6배까지 높게 나타났다. 또한 발암물질로 알려진 브로메이트가 미국환경보호청(EPA) 기준의 2~3배에 이르는 양이 검출되었다. 미국환경보호청의 브로메이트 허용기준은 0.01mg/L(100ppb) 이하다. 우리나라는 2016년에 이르러서야 브로메이트에 대한 기준이 마련되었다. 우리나라의 기준도 미국환경보호청의 기준과 동일하다.

또한, 시판 중인 생수의 미네랄 함량이 비슷한데도 회사별로 가격차가 큰 것으로 조사됐다. 소비자시민모임은 시판 중인 25개 생수(먹는 샘물 및 먹는 해양심층수)의 미네랄(칼슘·칼륨·나트륨·마그네슘) 함량과 가격을 비교한 결과, 수원지가 같은 11개 제품의 가격은 실제 미네랄 함량과 관계없이 판매원에 따라 차이가 났다. 예를 들면, 수원지가 충북 청원군 미원면 성대리인 'OO 아이시스 8.0'과 'OOOO 맑은 샘물'의 미네랄 함량은 큰 차이가 없지만 가격은 1.4배나 차이가 났다. 두 제품 모두 같은 회사가 생산한다.

그 외 2014년 상반기 환경부 토양지하수과에서 '전국 유통 중인 먹는 샘물 시장가격 조사'를 실시했다. 17개 시·도를 대상으로, 대형마트, 편의점, 슈퍼마켓 등의 판매가격(국내 제조 76개사, 수입 103개사를 포함하여 전체 779개 제품)을 조사한 결과 동일 수원지(동일 제조업체)생산 제품도 제품명, 판매점에 따라 가격 차이가 나타났다. 생수 제조사들이 소비자를 우롱하는 한 단면을 보여주는 결과라고 하겠다.

4. 운송과 관련된 자원낭비

페트병이 환경과 사람의 건강만 위협하는 것이 아니다. 우리 경제에도 악영향을 미친다. 부엌의 수도꼭지를 틀어 물병 하나를 채울 때마다 천 원 이상의 돈을 기꺼이 지불할 생각이 있는가? 미국천연자원보호협회(NRDC) 보고서에 의하면 생수의 25% 이상이 그냥 수돗물이라고 한다. 수돗물은 4리터에 1,000원밖에 하지 않는다. 이 말은 생수를 구입할 때마다 수돗물 자체가 지닌 가치보다 500배나 더 많은 비용을 지불한다는 뜻이다. 2012년 한 해에만 미국인들은 14조에 달하는 천문학적 비용을 생수 구입에 지출했다.

또한 페트병 생산에 막대한 원유가 낭비되고 있다. 생수 제조사들은 "건강하고 환경 친화적인 선택"이라고 주장하지만 미국의 경우 페트병 생산과 유통에 매년 640억 리터의 원유를 소비한다. 이 양은 한 해 동안 수백만 대의 차량에 필요한 연료량과 맞먹는 수치다. 환경연구소논문저널(Environmental Research Letters journal)에 의하면 미국에서 페트병 제조와 운송에 낭비되는 원유량이 매년 1,200억 리터에서 2,000억 리터에 이를 것으로 추정한다. 이는 미국 전체 에너지 소비량의 1/3에 해당하는 양이다. 만약 국민들이 생수를 마시지 않았다면 소비되지 않았을 에너지다.

수소수, 과연 진짜일까?

　수소수 옹호자들에 따르면, 수소수는 '활성수소'가 풍부한 물로서, 일반적으로 용존 수소가 300ppb 이상인 경우라고 말한다. 일부 학자들과 관련 업계에서는 활성수소는 인체 내에서 강력한 항산화제로 작용하여 자유라디칼을 제거하고, 질병 발생과 노화를 막아준다고 광고한다. 이들의 주장에 의하면 체내로 들어온 수소(H_2) 가스는 수소음이온($H-$), 즉 활성수소로 전환된다고 한다. 또한 분자 상태의 수소(H_2)도 항염 효과를 나타낼 뿐만 아니라 항산화 기능도 지니고 있다고 한다. 그러면서 "염증은 여러 가지 만성질환의 원인이고 침묵의 살인자"라고 표현하면서 항암효과도 있다고 주장한다.

　또한 수소수에는 활성수소가 다량 함유되어 있어 산화와 노화의 원인인 활성신소를 제거하는 능력이 다른 모든 항산화물질 중에서 가장 큰 것으로 밝혀졌다고 주장하면서, 이런 능력을 정량화한 것이 산화-환원 전위(Oxidation Reduction Potential, ORP)라고 주장한다. 산화-환원 전위의 마이너스 값이 클수록 환원능력이 크다고 주장한다. 그래서 제조회사들은 낮은 산화-환원 전위 값을 자랑하듯 홍보에 열을 올리고 있다.

하지만 이와 관련한 무작위 대조군 연구 자료는 찾을 수 없었으며, 이들이 주장은 주로 동물실험이나 일부 사례에 근거를 두고 있다. 이런 물은 전기분해에 의해서 물을 변화시키는 전해정수기에 의해서 만들어진다. 지금부터 수소수와 관련한 문제점들을 몇 가지 살펴보자.

1. 산화-환원 전위(Oxidation Reduction Potential, ORP)란?

산화-환원 전위 척도로 몸에 좋은 물인지 나쁜 물인지를 판단하려는 풍조는 바람직하지 않다. ORP는 물에 녹아 있는 물질에 의해서 그 값이 다양하게 변할 수 있다. 전기분해 환원수(이하 '전해 환원수') 회사는 수소수가 ORP가 낮고(마이너스 값을 나타냄), 환원력이 높아서, 활성산소를 제거하고 건강에도 좋다고 말한다. 하지만 ORP 수치 감소는 용존산소 감소와 관련이 있기 때문에, 이런 물에서는 금붕어조차 살지 못할 수도 있다.

ORP를 측정하는 장비는 용존산소에 반응한다. 오염물질이 많은 물은 유기물이 산소를 소모시키기 때문에 용존산소가 줄어들어 낮은 ORP값은 보인다. 반대로 ORP가 높을수록 미생물이나 탄소성 오염물질 등을 제거하는 물의 능력은 더 커진다. 또한 ORP 수치는 물속의 대장균 수(coliform count)와 역상관관계가 있다. 즉, OPR값이 낮을수록 물속의 대장균 수가 증가한다[표8].

[표8]산화환원전위와 물 100cc당 대장균 수

ORP 수치(mV)	물 100ml당 대장균 수
200	300
300	36
400	3
600	0

    단백질 등의 생체 고분자물질은 수소결합이라고 하는 전기적 결합에 의해서 입체 구조를 이룬다. 단백질이 제 기능을 하는 것은 고유의 입체구조를 지니고 있기 때문이다. 효소들은 자신들만의 고유한 입체구조를 지니고 있다. 그런데 산화환원전위가 현저히 높거나, 혹은 현저히 낮은 환경에 노출되면 단백질의 입체구조가 망가져 버릴 수도 있다. 다시 말해, 효소의 기능에 악영향을 미칠 가능성이 있다는 말이다. 물론, 인간의 몸에는 항상성을 유지하는 다양한 기전이 있으므로, 마신 물이 즉각적으로 영향을 주지는 않겠지만, ORP가 낮으면 낮을수록 좋다고 생각하는 것은 매우 유감스러운 일이다.

    또한, 산성 체질개선을 위해서 알칼리 이온수를 마셔서 혈액을 알칼리성으로 만들자는 등의 이야기도 과학지식이 결여된 업자의 농간에 지나지 않는다. 정상상태에서 혈액이 산성화하는 것은 결코 있을 수 없다. 정상 혈액의 pH는 7.35~7.45 사이이며, pH가 6.8 이하이거나 7.8 이상인 경우는 생존을 보장할 수 없다.

실제 천연수로 건강에 좋다고 여겨지고 있는 물을 조사해 봐도, 대부분이 +200~300mV의 전위를 나타낸 것을 보면, 마이너스 mV를 나타내는 물이 꼭 좋아 보이지는 않는다. 산화-환원 전위가 +500mV~800mV 정도 되는 수돗물도 좋지 않지만(염소가 산화제로 기능을 하기 때문), 알칼리 이온수나 전기분해 환원수와 같은 지나치게 낮은 마이너스 전위를 갖는 물도 음용하기에는 적합하지 않은 것 같다.

덧붙이면 ORP는 지극히 미량의 용질에 의해서도 간단하게 변화시킬 수 있다. 전기분해 등의 귀찮은 조작을 하지 않고 레몬즙을 몇 방울 떨어뜨리는 것만으로 간단하게 마이너스 전위의 물을 만들 수 있다. 결론적으로 휘발성의 불안정한 수소에 의존한 물보다, 비타민 C와 기타 식물영양소가 풍부한 과일과 채소를 섭취하는 것이 활성산소로부터 건강을 지키는 더 나은 방법이 아닐까!

2. 과연 수소 가스(H_2)가 아닌 활성 수소(H-) 형태로 존재할까?

전해 환원수에는 활성수소(H-)가 포함되어 있어 항산화 작용을 한다고 주장하지만, 연구자들 사이에서 실제 액체 중에서 활성수소가 존재하는지에 대해서는 부정적인 의견이 주류다.

활성수소에 대해 최초로 주장한 사람은 큐슈 대학의 시라하타 교수이고 건강에 좋다고 여겨지는 물에는 활성수소가 용존해 있어서, 이것의 항산화 작용에 의해 여러 가지 효과가 있다고 한다. 또한, 그 활성 수소수를 인공적으로 생성하는 데 전기분해를 이용하는 방법이 좋다고 하면서, 모 회사의 광고모델을 한 적도 있다. 그러나 시라하타 교수의 실험결과에 대해 학계는 많은 의문을 제기하고 있고 현재 그의 주장은 급격히 신뢰를 잃고 있다. 학계에서는 수소 래디칼(H-)은 활성산소와 같이 지극히 순간적인 것이며, 물속에서 안정된 형태로 존재한다고 생각하지 않는다.

용존 수소가 충분히 존재하는 것이 수소 래대칼 발생의 필요조건이긴 하나, 그것만으로 활성수소가 발생한다고는 생각할 수 없다.

프랑스 '루르드 성수'와 통계의 유의성 검정

수소수의 배경에는 기적의 샘물인 '루르드 성수'가 있다. 1862년 정식으로 공인된 이래 7,000여 건의 치유사례가 있었다고 한다. 이중 교회가 인정한 '기적'은 67건에 불과하다.

공인된 이래 올해까지 154년이 흘렀고, 한 해 이곳을 찾는 순례자만도 500만 명에 이른다고 한다. 단순히 계산해서 지금까지 루르드를 찾은 사람은 7억 7천만 명이 된다. 이중 7,000여 명이 치유를 경험하였으니, 1백만 명 당 9명꼴로 병이 치유되었다. 대략 100,000명 당 1명이다.

어떤 수치가 통계적으로 의미가 있는지를 판단할 때 유의수준 α라는 것을 사용한다. 0.1, 0.05, 혹은 0.001 등을 기준으로 한다. 예를 들어, $\alpha=0.001$이라는 의미는 1,000번 중 1번 이상 일어나는 사건을 '흔한' 사건이고, 1번 이하로 일어나는 사건은 '드문' 사건이라는 판단 기준이다. 통계적 의미로 볼 때, 100,000번 중 한 번꼴로 일어나는 현상은 이례적인 현상으로 보인다. 다시 말해 루르드 성수의 치유사례는 통계적 의미로 해석한다면 우연의 산물일 가능성이 크다.

맺음말

 인체 건강은 세포 건강이 결정한다. 그리고 세포는 '좋은 물'을 원한다. 좋은 물은 우선 두 가지 전제가 필요하다. 첫째, 인체에 해로운 물질들이 포함되지 않아야 한다. 둘째, 인체에 유익한 물질, 즉 미네랄이 포함되어 있어야 한다.

 먼저 수돗물은 어떨까? 수돗물에는 물이 원래부터 지니고 있어야 할 미네랄은 잘 보존되어 있다. 하지만 취수에서 옥내급수에 이르는 과정에 인체에 유해한 물질들이 혼입될 가능성이 있다. 예들 들면, 염소는 물속의 유기물과 반응하여 인체에 해로운 소독부산물을 형성할 수 있다. 또한 신종 오염물질에 의한 원수 오염, 노후관의 녹물, 그리고 신관에서 스며 나오는 '비스페놀A' 등이 혼입될 수 있는 위험성을 지니고 있다.

 이런 수돗물에 대한 우려와 건강에 대한 관심 증가는 수돗물을 정수해서 마시는 가정을 급격히 증가시켰다. 그렇다면 시중에서 판매되고 있는 정수기는 위의 두 가지 전제 조건을 만족하고 있을까?

역삼투압 방식이 인체에 유익한 미네랄까지 걸러 준다는 사실은 이미 오래전부터 대중매체를 통해 지적받고 있다. 그리고 중공사막 방식은 역삼투압 방식에서 사용하는 역삼투막 필터 대신 중공사막 필터를 사용한다. 이 필터는 한외여과(Ultra Filtration, UF) 멤브레인으로서, 미국 아미콘사에서 고분자 플라스틱 소재를 원료로 비대칭 구조의 멤브레인을 다발형으로 집속하여 모듈화함으로써 실용화되었다. 막 표면의 기공 크기가 0.001~0.01μm 정도이기 때문에 미네랄을 걸러 내지는 않지만, 모든 병원성 미생물을 제거할 수 없기 때문에 추가적인 살균 장치를 필요로 한다. 또한 여과에 사용되는 필터도 역삼투압 방식과 마찬가지로 블록형 활성탄 필터를 사용하는 것이 아니라 입자 형태의 활성탄 필터를 사용하므로 정수해야 할 물이 활성탄 입자 사이로 흘러 들어가서 여과 효율을 저하시킬 수 있는 문제점도 있다.

또한 흔히 정수기인 줄 알고 사용하는 알칼리 이온수기는 정수기가 아니라 의료기기다. 순수한 물은 전기분해가 되지 않는다. 물을 전기분해 시키기 위해서는 전류를 흐르게 하는 미네랄의 혼입이 있어야만 가능하다. 더 중요한 사실은 전기분해가 병원성 미생물의 오염을 제거하기 위한 장치는 아니다. 그러므로 입자상 오염물질을 제거하기 위한 필터 장착이 필요하고, 더불어 병원성 미생물을 살균하기 위한 추가적인 장치도 필요해 보인다. 그 외 생수나 수소수 등도 또 다른 문제점을 지니고 있다.

결론적으로 '좋은 물'의 전제 조건을 충족하기 위해서는 선택적 여과방식을 이용하는 정수방식만으로는 충분해 보이지 않고, 병원성 미생물도 추가적으로 제거할 수 있는 자외선 살균장치도 함께 필요해 보인다. 아울러 선택적 여과방식에 이용되는 활성탄 필터는 분말형이 아닌 블록형 활성탄 필터를 사용하는 것이 바람직해 보인다.

아직도 결정이 어렵다면, 앞서 8장에서 설명한 NSF가 제시하는 기준을 참고하면 될 것이다. 또한 책 뒤표지에 제조사별 정수 효율을 비교해볼 수 있는 홈페이지 주소를 명시했으니 참고하기 바란다.

물을 마시는 올바른 습관, 지금 바로 실천하라! 아주 작은 실천이 큰 차이를 만들 것이다!

부록

먹는 물 수질기준 및 검사 등에 관한 규칙 [시행 2016.12.30. 환경부령 제684호]

1. 미생물에 관한 기준

　가. 일반세균은 1mL 중 100CFU(Colony Forming Unit)를 넘지 아니할 것. 다만, 샘물 및 염지하수의 경우에는 저온일반세균은 20CFU/mL, 중온일반세균은 5CFU/mL를 넘지 아니하여야 하며, 먹는샘물, 먹는염지하수 및 먹는해양심층수의 경우에는 병에 넣은 후 4℃를 유지한 상태에서 12시간 이내에 검사하여 저온일반세균은 100CFU/mL, 중온일반세균은 20CFU/mL를 넘지 아니할 것

　나. 총 대장균군은 100mL(샘물·먹는샘물, 염지하수·먹는염지하수 및 먹는해양심층수의 경우에는 250mL)에서 검출되지 아니할 것. 다만, 제4조제1항제1호나목 및 다목에 따라 매월 또는 매 분기 실시하는 총 대장균군의 수질검사 시료(試料) 수가 20개 이상인 정수시설의 경우에는 검출된 시료 수가 5퍼센트를 초과하지 아니하여야 한다.

다. 대장균·분원성 대장균군은 100mL에서 검출되지 아니할 것. 다만, 샘물·먹는샘물, 염지하수·먹는염지하수 및 먹는해양심층수의 경우에는 적용하지 아니한다.

라. 분원성 연쇄상구균·녹농균·살모넬라 및 쉬겔라는 250mL에서 검출되지 아니할 것(샘물·먹는샘물, 염지하수·먹는염지하수 및 먹는해양심층수의 경우에만 적용한다.)

마. 아황산환원혐기성포자형성균은 50mL에서 검출되지 아니할 것(샘물·먹는샘물, 염지하수·먹는염지하수 및 먹는해양심층수의 경우에만 적용한다.)

바. 여시니아균은 2L에서 검출되지 아니할 것(먹는물공동시설의 물의 경우에만 적용한다.)

2. 건강상 유해영향 무기물질에 관한 기준

가. 납은 0.01mg/L를 넘지 아니할 것

나. 불소는 1.5mg/L(샘물·먹는샘물 및 염지하수·먹는염지하수의 경우에는 2.0mg/L)를 넘지 아니할 것

다. 비소는 0.01mg/L(샘물·염지하수의 경우에는 0.05mg/L)를 넘지 아니할 것

라. 셀레늄은 0.01mg/L(염지하수의 경우에는 0.05mg/L)를 넘지 아니할 것

마. 수은은 0.001mg/L를 넘지 아니할 것

바. 시안은 0.01mg/L를 넘지 아니할 것

사. 크롬은 0.05mg/L를 넘지 아니할 것

아. 암모니아성 질소는 0.5mg/L를 넘지 아니할 것

자. 질산성 질소는 10mg/L를 넘지 아니할 것

차. 카드뮴은 0.005mg/L를 넘지 아니할 것

카. 붕소는 1.0mg/L를 넘지 아니할 것(염지하수의 경우에는 적용하지 아니한다)

타. 브롬산염은 0.01mg/L를 넘지 아니할 것(수돗물, 먹는샘물, 염지하수·먹는염지하수, 먹는해양심층수 및 오존으로 살균·소독 또는 세척 등을 하여 음용수로 이용하는 지하수만 적용한다.)

파. 스트론튬은 4mg/L를 넘지 아니할 것(먹는염지하수 및 먹는해양심층수의 경우에만 적용한다.)

하. 우라늄은 30μg/L를 넘지 않을 것(샘물, 먹는샘물, 먹는염지하수 및 먹는물공동시설의 물의 경우에만 적용한다.)

3. 건강상 유해영향 유기물질에 관한 기준

가. 페놀은 0.005mg/L를 넘지 아니할 것

나. 다이아지논은 0.02mg/L를 넘지 아니할 것

다. 파라티온은 0.06mg/L를 넘지 아니할 것

라. 페니트로티온은 0.04mg/L를 넘지 아니할 것

마. 카바릴은 0.07mg/L를 넘지 아니할 것

바. 1,1,1-트리클로로에탄은 0.1mg/L를 넘지 아니할 것

사. 테트라클로로에틸렌은 0.01mg/L를 넘지 아니할 것

아. 트리클로로에틸렌은 0.03mg/L를 넘지 아니할 것

자. 디클로로메탄은 0.02mg/L를 넘지 아니할 것

차. 벤젠은 0.01mg/L를 넘지 아니할 것

카. 톨루엔은 0.7mg/L를 넘지 아니할 것

타. 에틸벤젠은 0.3mg/L를 넘지 아니할 것

파. 크실렌은 0.5mg/L를 넘지 아니할 것

하. 1,1-디클로로에틸렌은 0.03mg/L를 넘지 아니할 것

거. 사염화탄소는 0.002mg/L를 넘지 아니할 것

너. 1,2-디브로모-3-클로로프로판은 0.003mg/L를 넘지 아니할 것

더. 1,4-다이옥산은 0.05mg/L를 넘지 아니할 것

4. 소독제 및 소독부산물질에 관한 기준 (샘물·먹는샘물·염지하수·먹는염지하수·먹는해양심층수 및 먹는물공동시설의 물의 경우에는 적용하지 아니한다.)

가. 잔류염소(유리잔류염소를 말한다)는 4.0mg/L를 넘지 아니할 것

나. 총트리할로메탄은 0.1mg/L를 넘지 아니할 것

다. 클로로포름은 0.08mg/L를 넘지 아니할 것

라. 브로모디클로로메탄은 0.03mg/L를 넘지 아니할 것

마. 디브로모클로로메탄은 0.1mg/L를 넘지 아니할 것

바. 클로랄하이드레이트는 0.03mg/L를 넘지 아니할 것

사. 디브로모아세토니트릴은 0.1mg/L를 넘지 아니할 것

아. 디클로로아세토니트릴은 0.09mg/L를 넘지 아니할 것

자. 트리클로로아세토니트릴은 0.004mg/L를 넘지 아니할 것

차. 할로아세틱에시드(디클로로아세틱에시드, 트리클로로아세틱에시드 및 디브로모아세틱에시드의 합으로 한다)는 0.1mg/L를 넘지 아니할 것

카. 포름알데히드는 0.5mg/L를 넘지 아니할 것

5. 심미적 영향물질에 관한 기준

가. 경도(硬度)는 1,000mg/L(수돗물의 경우 300mg/L, 먹는염지하수 및 먹는해양심층수의 경우 1,200mg/L)를 넘지 아니할 것. 다만, 샘물 및 염지하수의 경우에는 적용하지 아니한다.

나. 과망간산칼륨 소비량은 10mg/L를 넘지 아니할 것

다. 냄새와 맛은 소독으로 인한 냄새와 맛 이외의 냄새와 맛이 있어서는 아니될 것. 다만, 맛의 경우는 샘물, 염지하수, 먹는샘물 및 먹는물공동시설의 물에는 적용하지 아니한다.

라. 동은 1mg/L를 넘지 아니할 것

마. 색도는 5도를 넘지 아니할 것

바. 세제(음이온 계면활성제)는 0.5mg/L를 넘지 아니할 것. 다만, 샘물·먹는샘물, 염지하수·먹는염지하수 및 먹는해양심층수의 경우에는 검출되지 아니하여야 한다.

사. 수소이온 농도는 pH 5.8 이상 pH 8.5 이하이어야 할 것. 다만, 샘물, 먹는샘물 및 먹는물공동시설의 물의 경우에는 pH 4.5 이상 pH 9.5 이하이어야 한다.
아. 아연은 3mg/L를 넘지 아니할 것
자. 염소이온은 250mg/L를 넘지 아니할 것(염지하수의 경우에는 적용하지 아니한다)
차. 증발잔류물은 수돗물의 경우에는 500mg/L, 먹는염지하수 및 먹는해양심층수의 경우에는 미네랄 등 무해성분을 제외한 증발잔류물이 500mg/L를 넘지 아니할 것
카. 철은 0.3mg/L를 넘지 아니할 것. 다만, 샘물 및 염지하수의 경우에는 적용하지 아니한다.
타. 망간은 0.3mg/L(수돗물의 경우 0.05mg/L)를 넘지 아니할 것. 다만, 샘물 및 염지하수의 경우에는 적용하지 아니한다.
파. 탁도는 1NTU(Nephelometric Turbidity Unit)를 넘지 아니할 것. 다만, 지하수를 원수로 사용하는 마을상수도, 소규모급수시설 및 전용상수도를 제외한 수돗물의 경우에는 0.5NTU를 넘지 아니하여야 한다.
하. 황산이온은 200mg/L를 넘지 아니할 것. 다만, 샘물, 먹는샘물 및 먹는물공동시설의 물은 250mg/L를 넘지 아니하여야 하며, 염지하수의 경우에는 적용하지 아니한다.
거. 알루미늄은 0.2mg/L를 넘지 아니할 것

6. 방사능에 관한 기준(염지하수의 경우에만 적용한다)

    가. 세슘(Cs-137)은 4.0mBq/L를 넘지 아니할 것

    나. 스트론튬(Sr-90)은 3.0mBq/L를 넘지 아니할 것

    다. 삼중수소는 6.0Bq/L를 넘지 아니할 것

참고문헌

1. Aastrup M, Thunholm B, Johnson J, Bertills U, Berntell A (1995) The chemistry of ground water. The Swedish bed-rock, SEPA report 4415
2. Albert MJ, Mathan VI, Baker SJ, 1980. Vitamin B12 synthesis by small intestinal bacteria. Nature 283(5749):781-782.
3. Altieri, A., La Vecchia, C. and Negri, E. (2003). Fluid intake and risk of bladder and other cancers. European Journal of Clinical Nutrition, 57(Suppl. 2), s59-s68.
4. Altura BT, Altura BM (1987) Endothelium-depedent relaxation in coronary arteries requires magnesium ions. Br J Pharmacol 91: 449-451
5. Altura BT, Altura BM (2009) Atherosclerosis and magnesium, in calcium and magnesium in drinking water; public health significance. WHO, Geneva, pp 77-83.
6. Anderson RA, 1998. Chromium, glucose intolerance and diabetes. J Am Coll Nutr 17(6):548-555.

7. Anderson RA, 1999. Chromium and diabetes. R Nutr 15:720-722.
8. Berr C, Arnaud J, Akbaraly TN, 2012. Selenium and cognitive impairment: A brief review based on results from the EVA study. Biofactors 38(2):139-144.
9. Bowman BA, Russell RM, 2006. Nutrition, vol 1, 9th edition. ILSI, International Life Sciences Institute, Washington, DC.
10. Broberg K, Concha G, Engstrom K, Lindvall M, Grander M, Vahter M, 2010. Lithium in drinking water and thyroid function. Environ Health Perspect 119(6):827-830.
11. Burchhardt P, 2008. The effect of the alkali load of mineral water on bone metabolism; interventional studies American Society for nutrition. J Nutr 138:435S-437S
12. Calabrese EJ, Tuthill RW, 1981. The influence of elevated levels of Na in drinking water on elementary and high school students in Massachusetts. Sci Total Environ 18:117-133.
13. Catling LA, Abubakar I, Lake IR, Swift L, Hunter PR, 2008. A systematic review of analytical observational studies investigating the association between cardiovascular disease and drinking water hardness. J Water Health 6:433-442.
14. Canter PH, Wider B, Ernst E, 2007. The antioxidant vitamins A, C, E and selenium in the treatment of arthritis: a

systematic review of randomized clinical trials. Rhematology 46(8):1223-1323.

15. Cepollaro C, Orlandi G, Gonnelli S, Ferrucci G, Arditti JC, Borracelli D, Toti E, Gennari C. 1996. Effect of calcium supplementation as a high-calcium mineral water on bone loss in early postmenopausal women. Calcif Tissue Int 59:238-239.

16. Chappell WR. 1979. Human health effects of molybdenum in drinking water. United States Environmental Protection Agency, Cincinnati.

17. Costi D, Calcaterra PG, Iori N, Vourna S, Nappi G, Passeri M. 1999. Importance of bioavailable calcium in drinking water for the maintenance of bone mass in post-menopausal woman. J Endocrinol Invest 22:852-856.

18. Du CG, Ribstein J, Mimran A. 2002. Dietary Na and target organ damage in essential hypertension. Am J Hypertens 15:222-229.

19. Durlach J, Bara M, Guiet-Bara A. 1989. Magnesium level in drinking water: its importance in cardiovascular risk. J. Libbey & Co Ltd, London, pp 173-182.20. Emsley CL, Gao S, Li Y, Liang C, Ji R, Hall KS, Cao J, Ma F, Wu Y, Ying P, Zhang Y, Sun S, Unverzagt FW, Slemenda CW, Hendrie HC. 2000. Trace element levels in drinking water and cognitiive

function among elderly Chinese. Am J Epidermiol 151:913-920.
21. EPA, Sweden, 1991. Monitor 12 Acidification and liming of Swedish water.
22. ETA, 1985. Goitre and Iodine Deficiency in Europe Thyroid Association. Lancet 325(8441):1289-1293
23. EU, 2011. The drinking water directive. Council Directive 98/83/EC.
24. Faghihi M, Sukhodub A, Jovanovic S, Jovanovic A, 2008. Mg2+ protects adult beating cardiomyocytes against ischemia. Int J Mol Med 21(1):69-73.
25. Grandjean AC, Campbell SM, 2004. Hydration and cognitive performance. The journal of nutrition, health & aging. April 2012, Volume 16, Issue 4, pp 325-329
26. Grandjean, A.C. and Grandjean, N.R. (2007). Dehydration and cognitive performance. Journal of the American College of Nutrition, Vol. 26(90005), 549s-554s.
27. Häussinger, D. (1996) The role of cell hydration in the regulation of cell function. Biochem. J. 313, 697-710
28. Hu JF, Zhao XH, Parpia B, Campbell TC, 1993. Dietary intakes and urinary excretion Ca and acids; a cross-sectional study of women in China. Am J Clin Nutr 58:398-406.
29. Hughes, J. and Norman, R.W. (1992). Diet and calcium stores.

Canadian Medical Association Journal, 146(2), pp. 137-143.
30. Izzo AA, Gaginella TS, Capasso F, 1996. The osmotic and intrinsic mechanisms of the pharamcological laxative action of oral high doses of magnesium sulphate. Importance of the release of digestive polypepetides and nitric oxide. Magnes Res 9(2):133-138.
31. Jacqmin H, Commenges D, Letenneur L, Barberger-Gateau P, Dartigues JF, 1994. Components of drinking water and risk of cognitive impairment in the elderly. Am J Epidemiol 139:48-57.
32. Jones SA, Walter JH, 2007. Diagnosis and treatment of severe metabolic acidosis. Pediatr Child Health 17(7):260-265.
33. Kleiner, S.M. (1999). Water: An essential but overlooked nutrient. Journal of the American Dietetic Association, 99, 200-206.
34. Makino J, Uchino S, Morimatsu H, Bellomo R, 2005. A quantitative analysis of the acidosis of cardiac arrest; a prospective observational study. Crit Catre 9:R357-R362.
35. Murray, B. (2007). Hydration and physical performance. Journal of the American College of Nutrition, 26(5), 542s-548s.
36. Nielsen FH, Milne DB, Klevay LM, Gallagher S, Johnson L, 2007. Dietary Mg deficiency induces heart rhythm changes,

impairs glucose tolerance and decreases serum cholesterol in post menopausal women. J Am Collage Nutr 26(2):121-132.

37. Petraccia L, Liberati G, Masciullo SG, Grassi M, Fraioli A, 2006. Review. Water, mineral waters and health. Clin Nutr 25:377-385.

38. Punsar S, Karvonen MJ, 1979. Drinking water quality and sudden death; observations from West and East Finland. Cardiology 64:24-34.

39. Portis, A.J. and Sundaram, C. P. (2001). Diagnosis and initial management of kidney stones. American Family Physician, Vol. 63(7), pp. 1329-1338.

40. Ritz P, Berrut G, 2005. The Importance of Good Hydration for Day-to-Day Health. Nutrition Reviews, Volume 63, June 2005, Pages S6-S13.

41. Rubenowitz E, Axelsson G, Rylander R, 1996. Magnesium in drinking water and death from acute myocaridal infarction. Am J Epidemiol 143(5):456-462.

42. Rylander R, Bonevik H, Rubenowitz E, 1991. Mg and Ca in drinking water and cardiovascular mortality. Scand J Work Environ Health 17:91-94.

43. Rylander R, Remer T, Berkemeyer S, Vormann J, 2006. Acid-base status affects renal Mg losses in healthy, elderly

persons. J Nutr 136:2374-2377.
44. Shtannikov EV, Obyedkova GY, 1984. Effect of level of drinking water mineralization on female reproductive functions. Gig Sanit 49(9):20-23.
45. Turlapaty PD, Altura BM, 1980. Mg deficiency produces spasms of coronary arteries:
46. Verd VS, Domingues SJ, Gonzale S, Quintia M, 1992. Association between Ca content of drinking water and fracture in children. An Esp Pediatr 37:461-465.
47. WHO, 2009. Calcium and magnesium in drinking water. WHO, Geneva.
48. Wiederkehr M, Krapf R, 2001. Metabolic and endocrine effects of acidosis in humans. Swiss Med Wkly 131:127-132.
49. Wynn B, Krieg M-A, Aeschlimann J-M, Burchhardt P, 2009. Alkaline mineral water lowers bone resorption even in Ca sufficiency: alkaline mineral water and bone metabolism. Bone 44:120-124.
50. Yang CY, 1998. Ca and Mg in drinking water and risk of death from cerebrovascular disease. Stroke 29:411-414.
51. Yang CY, Tsai SS, Lai TC, Hung CF, Chiu HF, 1999. Rectal cancer mortality and total hardness levels in Taiwan's drinking water. Environ Res 80:311-316.

52. Yang CY, Chiu HF, Cheng MF, Tsai SS, Hung CF, Lin MC, 1999. Esophageal cancer mortality and total hardness levels in Taiwan's drinking water. Environ Res 81:302–308.
53. Yang CY, Chiu HF, Cheng MF, Tsai SS, Hung CF, Tseng YT, 1999. Mg in drinking water and the risk of death from Diabetes mellitus. Magnes Res 12:131–137.
54. Yang CY, Chiu HF, Tsai SS, Cheng MF, Lin MC, Sung FC, 2000. Calcium and magnesium in drinking water and risk of death from prostate cancer. J Toxicol Environ Health 60:17–26.
55. Yang CY, Chiu HF, Cheng MF, Lin MC, Hsu TY, Cheng MF, Wu TN, 2000. Calcium and magnesium in drinking water and the risk of death from breast cancer. J Toxicol Environ Health 60:231–241.
56. Yang CY, Chiu HF, Chang CC, Wa TN, Sung FC, 2002. Association of low birth weight with calcium levels in drinking water. Envrion Res Sect A 89:189–194.

좋은 물과 건강

펴낸날 2017년 12월 20일
4쇄 펴낸날 2020년 07월 29일

지은이 임찬수
펴낸이 주계수 | **편집책임** 이슬기 | **꾸민이** 심가영

펴낸곳 밥북 | **출판등록** 제 2014-000085 호
주소 서울시 마포구 월드컵북로 1길 30 동보빌딩 301호
전화 02-6925-0370 | **팩스** 02-6925-0380
홈페이지 www.bobbook.co.kr | **이메일** bobbook@hanmail.net

ⓒ 임찬수, 2017.
ISBN 979-11-5858-357-6 (03510)

※ 이 도서의 국립중앙도서관 출판시도서목록(CIP)은 e-CIP 홈페이지(http://www.nl.go.kr/cip)에서 이용하실 수 있습니다. (CIP 2017033009)

※ 이 책은 저작권법에 따라 보호받는 저작물이므로 무단전재와 복제를 금합니다.